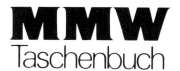

MMW
Taschenbuch

D1673777

Mit freundlichen Empfehlungen überreicht von

GEIGY PHARMA

Psychiatrie für die Praxis 12
Die Eßstörungen

Herausgegeben von
H. Hippius, H. Lauter, W. Greil

MMV Medizin Verlag München

CIP-Titelaufnahme der Deutschen Bibliothek
Die Eßstörungen:/hrsg. von H. Hippius ... – München:
MMV, Medizin-Verl., 1990
(Psychiatrie für die Praxis; 12) (MMW Taschenbuch)
ISBN 3-8208-1141-9
NE: Hippius, Hanns [Hrsg.]; 1. GT

Alle Rechte vorbehalten
© MMV Medizin Verlag GmbH München, München 1990
Der MMV Medizin Verlag ist ein Unternehmen
der Verlagsgruppe Bertelsmann International GmbH

Gesamtherstellung Graphischer Betrieb L. N. Schaffrath, Geldern
Printed in Germany

ISBN 3-8208-1141-9

Inhalt

H. Hippius, H. Lauter, W. Greil
Vorwort 7

W. O. Richter
Adipositas als Gesundheitsrisiko 11

J.-C. Krieg
Diagnostik und Differentialdiagnostik von Anorexia nervosa und Bulimia nervosa 19

K. M. Pirke
Biochemische Befunde bei Anorexia und Bulimia nervosa 25

M. M. Fichter
Behandlung von Anorexia und Bulimia nervosa 33

Monika Colling, G. Wolfram
Ernährung bei Eßstörungen 43

Evelyn Brunner
Selbsthilfegruppen für Eßgestörte 51

S. Schmidt, W. Greil
Zusammenfassung der Diskussion 59

Anhang
Kontaktstellen für Menschen mit Eßstörungen in der Bundesrepublik Deutschland 63

Autoren 67

Sachverzeichnis 69

Vorwort

Dieses Forum „Psychiatrie für die Praxis" beschäftigt sich mit Eßstörungen – einem Thema aus dem Grenzgebiet von Psychiatrie und innerer Medizin, das in den letzten Jahren große Aktualität erlangt hat. Magersucht, Bulimie und Adipositas haben sich zu weitverbreiteten psychosomatischen Zivilisationskrankheiten entwickelt. Ihre Häufigkeit in bestimmten Bevölkerungsgruppen scheint darauf hinzudeuten, daß diese Störungen eine bevorzugte Ausdrucksform individueller und gesellschaftlicher Konflikte in den westlichen Industrienationen geworden sind.

Etwa jeder 10. Bürger der Bundesrepublik überschreitet das Normalgewicht um mehr als 20 bis 30%. Es liegen Anhaltspunkte dafür vor, daß sich das negative Image des Übergewichtigen in den letzten Jahrzehnten weiter verstärkt hat. In einer Gesellschaft, welche die schlanke Gestalt als ästhetische Norm favorisiert und Abweichungen von diesem Ideal mitunter diskriminiert, ist der Adipöse zuweilen einem erheblichen Leidensdruck ausgesetzt. Diese unmittelbar erlebte psychische Belastung ist mindestens ebenso häufig ein Grund, Rat für eine Gewichtsreduktion zu erbitten, wie das mit dem Übergewicht verbundene gesundheitliche Risiko.

Die Häufigkeit der Anorexia nervosa, der Magersucht, ist unter dem Einfluß der Normen, Werte und Ideale der westlichen Industrieländer deutlich angewachsen. Magersüchtige gehören überwiegend den oberen Sozialschichten an und stammen nur selten aus der Arbeiterklasse. 90 bis 95% der Kranken sind weiblichen Geschlechts. Unbehagen am traditionellen Rollenverständnis der Frau, Ängste vor sich verändernden Lebensumständen, Ablehnung der Welt der Erwachsenen und ein Nichtzurechtkommen mit der etablierten Gesellschaft dürften den Übergang von Schlankheit in Magersucht begünstigen.

Die dritte Form der Eßstörungen, die Bulimia nervosa, wurde erst vor 10 Jahren als eine mehr oder weniger eigenständige Erkrankung definiert. Sie ist gekennzeichnet durch einen unwiderstehlichen Drang, große Nahrungsmengen zu verschlingen, gefolgt von selbstinduziertem Erbrechen oder Laxanzienabusus. Außerdem ist sie mit der krankhaften Furcht verbunden, zu dick zu werden. Anders als bei Magersüchtigen liegt das Körpergewicht der Bulimiepatienten weitgehend im Bereich des Normalen. Nach unserem derzeitigen Kenntnisstand scheinen etwa 2 bis 4% aller Frauen zwischen 18 und 35 Jahren an Bulimie zu leiden.

Obwohl die Zahl der wissenschaftlichen Veröffentlichungen zum Thema „Eßstörungen" in den vergangenen Jahren erheblich zugenommen hat, verfügt weder die somatische noch die psychologische Medizin gegenwärtig über hinreichende Erklärungen für diese psychosomatischen Erkrankungen. Das Krankheitsbild der Magersucht wurde 1873 gleichzeitig von dem Londoner Internisten *W. Gull* und dem bekannten französischen Neurologen *E. Ch. Lasègue* in eindrucksvoller Weise beschrieben. Die Darstellung der typischen Symptome war bereits ziemlich vollständig. Auch die psychosomatischen Zusammenhänge wurden erkannt und der mächtige Einfluß der Familie auf die Entwicklung der Anorexie hervorgehoben. Aber obwohl der erste deutsche Jugendpsychiater, *H. Hoffmann*, mit der Gestalt des Suppenkaspars die charakteristische Krankengeschichte eines männlichen Magersüchtigen in seinem Struwwelpeter dargestellt hatte, wurde in Deutschland von dieser Krankheit lange Zeit hindurch keine Notiz genommen. Sie taucht weder in dem Lehrbuch von *Kraepelin*, noch in den Veröffentlichungen der bekannten psychiatrischen Publikationsorgane auf. Viel Verwirrung wurde in den folgenden Jahrzehnten durch den 1916 erfolgten Bericht von *Simons* hervorgerufen, in dem die primäre Insuffizienz des Hypophysenvorderlappens mit der Magersucht gleichgesetzt wurde. Als Therapie der Magersucht wurden Hypophysenimplantationen durchgeführt – nicht selten mit Erfolg. Wie es über eine so lange Zeit zu einer Verwechslung der verschiedenen Krankheitsbilder kam, ist nachträglich schwer zu erkennen. Die Diskussion über die psychischen Aspekte der Pathogenese der Magersucht wurden erst durch die psychoanalytische Betrachtung des Krankheitsbildes wieder belebt, wie sie in den letzten 30 Jahren beispielsweise von *H. Bruch* und *H. Thomae* vorgenommen wurde.

Auch das Konzept der Adipositas war jahrzehntelang von internistischen Vorstellungen über die entscheidende Rolle endokriner Funktionsstörungen oder einer hereditär bedingten lipophilen Gewebstendenz beherrscht. Erst neuere experimentalpsychologische Untersuchungen haben gezeigt, daß Streß, emotionale Belastung oder Langeweile bei bestimmten Menschen eine erhebliche Appetitsteigerung zur Folge haben kann und zu einer hyperphagen Reaktion führt. Außerdem stellte sich heraus, daß die Nahrungsaufnahme bei manifest und latent Adipösen eine stärkere Unabhängigkeit von internen physiologischen Reizen aufweist und erst durch äußere kognitive Sättigungssignale abgebremst wird. Die Ursache für die positive Energiebilanz wird also heute nicht mehr so sehr in ererbten Dispositionen oder in innersekretorischen Prozessen gesehen als vielmehr in Störungen der Appetit- und Sättigungsregulation.

Nur ein kleiner Teil der Patienten mit Eßstörungen gelangt überhaupt in das Blickfeld psychiatrischer oder psychotherapeutischer Institutionen. Oft erfolgt die Zuweisung erst dann, wenn die Störung bereits einen erheblichen Schweregrad angenommen und zu sekundären Schädigungen geführt hat. Die Diagnostik, Beratung und Behandlung solcher Patienten liegt ebenso wie die Vermittlung fachspezifischer Hilfen oft ganz oder überwiegend im Verantwortungsbereich des Hausarztes. Dieser sieht sich mit Problemen konfrontiert, auf die er in seiner medizinischen Ausbildung meist nicht ausreichend vorbereitet wurde. Dem Arzt stellen sich daher viele Fragen:

– Durch welche körperlichen und seelischen Symptome sind diese Eßstörungen gekennzeichnet? Wie lassen sie sich erkennen und voneinander abgrenzen?

– Welche pathogenetischen Vorgänge liegen ihnen zugrunde? Welche Verlaufstendenzen weisen sie auf?

– Wie kann man sich zurechtfinden in dem breiten Angebot konkurrierender und teilweise widersprüchlicher Therapievorschläge, die von chirurgischen Interventionen über medikamentöse und diätetische Maßnahmen bis zu verschiedenen verhaltenstherapeutischen, psychoanalytischen und familientherapeutischen Behandlungsverfahren sowie zu Selbsthilfegruppen reichen.

– Welche therapeutischen Zielsetzungen sind bei welchen Patienten vorrangig?

– Welche Einrichtungen sind für eine stationäre Behandlung geeignet? Zu welchem Zeitpunkt und für welchen Zeitraum ist eine klinische Therapie indiziert und wie läßt sie sich am sinnvollsten mit einer ambulanten Vor- und Nachbehandlung kombinieren?

Der vorliegende Band „Psychiatrie für die Praxis 12", der die Referate der Tagung und eine Zusammenfassung der Diskussion enthält, will versuchen, einen kurzen Überblick über diese Probleme zu verschaffen.

H. Hippius
H. Lauter
W. Greil

Adipositas als Gesundheitsrisiko
W. O. Richter

Ab einem bestimmten Ausmaß führt Adipositas zu einer erhöhten Mortalität. Dabei findet sich bis zu einem Übergewicht von 20% über dem sogenannten Normalgewicht nach *Broca* (Körpergröße in cm – 100) keine signifikante Erhöhung der Mortalität [10], dann allerdings kommt es zu einem deutlichen Anstieg (Tabelle 1). Weder die erhöhte Gesamt-Sterblichkeit noch die Sterblichkeit aufgrund der einzelnen Krankheiten zeigt wesentliche Unterschiede zwischen den Geschlechtern. Neben der Mortalität ist auch die Morbidität höher als bei Normalgewichtigen. Auf einer NIH Konsensus Konferenz [22] wurde 1985 festgelegt, daß ab einem Körpermassenindex (Körpergewicht in kg dividiert durch Körpergröße in Metern im Quadrat) von mehr als 27,3 kg/m² bei Frauen und 27,8 kg/m² bei Männern von einer Erhöhung des Risikos für Begleit- und Folgeerkrankungen ausgegangen werden muß. Diese Begleit- und Folgeerkrankungen betreffen nahezu alle Organbereiche.

Herz- und Kreislauf

Hypertonie. Der mittlere systolische und diastolische Blutdruck steigt mit zunehmendem Körpergewicht an (wobei die Messung mit breiter Blutdruckmanschette vorgenommen werden muß, um falsch hohe Werte zu vermeiden), ohne allerdings obligat pathologische Werte zu erreichen [36]. Übergewichtige mit erhöhtem, aber auch normalem Blutdruck haben ein vergrößertes Blutvolumen und eine erhöhte Herzleistung. Bleibt der Blutdruck normal, liegt wahrscheinlich ein verminderter Gefäßwiderstand vor. Daneben finden sich auch weitere Veränderungen, die pathophysiologisch bei der Entstehung des Hypertonus eine Rolle spielen können. So besteht ei-

Tabelle 1: Mortalitätsrate bei Übergewichtigen durch verschiedene Krankheiten (750 000 Männer und Frauen wurden über 12 Jahre beobachtet [10]).

	Männer 130 – 139%	> 140%	Frauen 130 – 139%	> 140%
Alle Ursachen	1,46	1,87	1,46	1,89
Diabetes mellitus	3,51	5,19	3,78	7,90
Gastrointestinale Krankheiten	2,89	3,99	2,19	2,29
Koronare Herzleiden	1,55	1,95	1,54	2,07
Zerebrale Gefäßerkrankungen	1,54	2,27	1,40	1,52
Malignome	1,14	1,35	1,23	1,55

ne gesteigerte Aktivität des sympathischen Nervensystems und ein erhöhter Aldosteron/Renin-Quotient im Serum. Außerdem stimulieren die erhöhten Seruminsulin-Spiegel die Natriumrückresorption in der Niere [9].

Koronare Herzkrankheit. Die Zusammenhänge zwischen dem Übergewicht und der koronaren Herzkrankheit sind vielfältig. So soll das Übergewicht nach den Ergebnissen der Framingham-Herzstudie ein unabhängiger Risikofaktor für die Entstehung der koronaren Herzkrankheit sein [14]. Andererseits finden sich mit zunehmendem Übergewicht häufiger weitere Risikofaktoren, wie Hyperlipoproteinämien, Hypertonie oder Diabetes mellitus. Auch eine verminderte körperliche Aktivität ist einerseits ein unabhängiger Risikofaktor, trägt aber andererseits auch zur Gewichtszunahme bei. Nikotin – ebenfalls ein wichtiger unabhängiger Risikofaktor für die koronare Herzkrankheit – senkt zusätzlich das antiatherogene HDL-Cholesterin im Serum. Andererseits führt es durch die Hemmung der Lipoproteinlipase im Fettgewebe zu einer Verminderung des Körpergewichts [21]. Die erhöhte Energie- und damit Fettzufuhr bei der Gewichtszunahme verursacht ebenfalls negative Veränderungen im Bereich der Serum-Lipoproteine. Deutliches Übergewicht führt bei Übergewichtigen über 65 Jahren zu einer erhöhten Frühmortalität nach dem Herzinfarkt (150%) [13].

Herzinsuffizienz. Ursache der, vor allem bei ausgeprägter und langdauernder Adipositas, vorhandenen Herzinsuffizienz ist die Volumenüberlastung des Herzens mit der Folge der konzentrischen Hypertrophie [19]. Auch wenn klinisch noch keine Zeichen der Herzinsuffizienz nachgewiesen werden können, finden sich häufig, z. B. bei echokardiographischen Untersuchungen, deutliche Zeichen der eingeschränkten Herzleistung [8].

Plötzlicher Herztod. Bei extrem Übergewichtigen (> 100% Übergewicht) ist das Risiko für den plötzlichen Herztod etwa 15mal größer als bei Normalgewichtigen [20].

Thromboembolische Komplikationen. Adipöse haben häufiger erniedrigte Antithrombin-III-Spiegel als Normalgewichtige [23]. Bei gleichzeitig vorhandener diabetischer Stoffwechsellage ist auch mit einer Glykosilierung des Antithrombin III, das damit seine Aktivität einbüßt, zu rechnen. Daneben ist das häufigere Auftreten von thromboembolischen Komplikationen auch durch mechanische Ursachen bedingt (Varikosis).

Pulmonale Veränderungen – Pickwick-Syndrom. Mit zunehmendem Körpergewicht findet sich eine Verminderung des exspiratorischen Reservevolumens und eine Verringerung des Gesamt-Lungenvolumens. Bis zu einem Körpergröße/-gewicht-Verhältnis von 1,0 bleiben die Vitalkapazität, die inspiratorischen Parameter, das Residualvolumen und die Diffusionskapazität normal [26]. Hauptproblem ist der erhöhte Kraftaufwand zur Ventilation der Lunge, der bis auf das 2–4fache ansteigen kann. Das Pickwick-Syndrom ist gekennzeichnet durch die Trias: extreme Adipositas, Hypoventilation und Somnolenz. Ursache der alveolären Hypoventilation sind einerseits mechanische Probleme (subdiaphragmale Fettpolster, extra- und intrathorakales Fettgewebe), andererseits ein vermindertes Ansprechen auf CO_2. Aber auch wiederholt auftretende Apnoephasen sind möglicherweise als ursächlich anzusehen [33]. Charakteristisch für das Pickwick-Syndrom ist auch ein imperatives Schlafbedürfnis mit respiratorischen Pausen. Im weiteren Verlauf findet sich ein chronisches Cor pulmonale und eine oft stark ausgeprägte Polyglobulie.

Endokrinologie und Stoffwechsel

Diabetes mellitus. Die Häufigkeit des Typ-II-Diabetes mellitus nimmt bei höherem Körpergewicht zu. So findet er sich bei einem Körpermassenindex von > 36 kg/m² 4mal häufiger als bei Normalgewichtigen. Adipöse haben – unabhängig vom Ausmaß des Übergewichts – eine Einschränkung der Insulinempfindlichkeit der peripheren Zellen. Gleichzeitig besteht ein Hyperinsulinismus, der unter basalen Bedingungen häufig, postprandial immer nachgewiesen werden kann [25]. Die Ursache des Hyperinsulinismus ist eine erhöhte Produktion in der β-Zelle; es besteht keine erhöhte hepatogene Insulin-Extraktion [5]. Die Bindung des Insulins an einen Rezeptor ist gegenüber Normalgewichtigen nicht verändert [4]. Untersuchungen in den letzten Jahren konnten den zellulären Defekt, der bei Adipositas zur verminderten Insulinsensitivität führt, zumindest zum Teil aufklären. So fand sich eine verringerte Autophosphorylierung im Bereich der β-Untereinheit des Rezeptors nach Insulinstimulation [2, 35]. Diese Autophosphorylierung ist Voraussetzung für die Vermittlung der Insulinwirkung in die Zelle. Daneben besteht eine verminderte Stimulierbarkeit und ein gering verminderter intrazellulärer Pool der Glukosetransporter. Diese sind für die Aufnahme von Glukose und deren intrazellulären Transport verantwortlich [11, 27]. Die bei Adipositas bekannten Defekte unterscheiden sich von den Veränderungen bei einem manifesten Typ-II-Diabetes mellitus. Unklar ist, warum sich nur bei einem Teil der adipösen Patienten ein Typ-II-Diabetes mellitus entwickelt. Die Einschränkung der Insulinsensitivität bei Adipositas kann durch vermehrte körperliche Aktivität, eine hypokalorische Kost oder Gewichtsabnahme verbessert werden [28].

Lipoproteinstoffwechsel. Bei Adipositas entwickeln sich typische Veränderungen der Serum-Lipoproteine. Im Vordergrund stehen niedrigere HDL-Cholesterinspiegel sowie erhöhte Triglyzeridwerte. Dabei besteht zwischen dem Ausmaß der Hypertriglyzeridämie und der Ausprägung des Hyperinsulinismus eine positive, zum HDL-Cholesterin eine negative Korrelation. Pathophysiologisch spielt auch bei der Entstehung der Dyslipoproteinämie die Insulinresistenz eine entscheidende Rolle [32]. Die verminderte Insulinwirkung führt, bedingt durch die vermehrte Lipolyse im Fettgewebe, zu einer höheren Konzentration an freien Fettsäuren im Serum. Folge ist eine Stimulation der Very low density-Lipoprotein-(VLDL-)Produktion in der Leber mit einem Anstieg der Konzentration an Triglyzeriden im Serum. Gleichzeitig ist aber auch der Abbau der VLDL vermindert, da das dafür verantwortliche Enzym Lipoproteinlipase ebenfalls insulinabhängig ist. Da dabei eine Unterfraktion der HDL entsteht (HDL_2), kann damit teilweise der verminderte HDL-Cholesterinspiegel erklärt werden.

Hyperurikämie. Bei einem Übergewicht von 50% ist die Prävalenz der Hyperurikämie um das 7fache größer als bei Normalgewichtigen [30]. Bei der Gicht handelt es sich um eine genetisch bedingte Erkrankung mit Schwellenwerteffekt. Das Übergewicht ist einer der Faktoren, der zur Manifestation führt [37].

Endokrinologie. Bereits bei einem Übergewicht von 25% hat etwa die Hälfte der Frauen Zyklusstörungen [31]. Die Menstruationsstörungen werden durch Veränderungen im Regelkreis der gonadotropen Hormone verursacht. So findet sich in der ersten Zyklushälfte ein verminderter Anstieg von FSH, in der zweiten Zyklushälfte ist der Progesteronanstieg reduziert. Die Östrogenspiegel sind bei prämenopausalen Frauen in der Regel im Normbereich [34]. Die Menopause tritt bei adipösen Frauen im Durchschnitt um 4 Jahre früher ein [16]. Bei übergewichtigen Frauen und Männern findet sich ein erniedrigter Spiegel an Sexualhormon-bindendem Globulin (SHBG) [12].

Übergewicht und Schwangerschaft. Adipöse Frauen erleiden häufiger Komplikationen während der Schwangerschaft und Geburt. So ist die Häufigkeit der EPH-Gestose gegenüber Normalgewichtigen um das 5fache erhöht, 8mal häufiger muß eine Sectio caesarea angewandt werden und 10mal so oft dauert der Geburtsvorgang länger als 24 Stunden [24].

Gastrointestinaltrakt

Gallenblase. Die häufigste mit dem Übergewicht verknüpfte gastrointestinale Erkrankung ist das Gallensteinleiden. So sind im Alter zwischen 45 und 55 Jahren etwa 35% der adipösen Frauen betroffen [3]. Es wird angenommen, daß eine erhöhte Ausscheidung von Cholesterin in die

Tabelle 2: Mortalitätsraten an Karzinomen unterschiedlicher Lokalisation bei Übergewichtigen (> 140%) im Vergleich zu Normalgewichtigen (Nach [10]).

Männer	
Kolon und Rektum	1,73
Prostata	1,29
Frauen	
Endometrium	5,42
Uterus (ohne nähere Angabe)	4,65
Zervix	2,39
Ovar	1,63
Gallenblase	3,58
Mamma	1,53

Galle dafür verantwortlich ist. Ursächlich kommen wahrscheinlich auch wiederholte Versuche zur Gewichtsreduktion in Frage. Einmal nimmt unter Gewichtsreduktion die Lithogenität der Galle zu, andererseits kommt es unter Diätformen, die zu keiner Kontraktion der Gallenblase führen, innerhalb von wenigen Tagen zur Sludge-Bildung in der Gallenblase [15].

Leber. Leichte Leberzellverfettungen finden sich bei nahezu allen Adipösen. Eine Fettleber besteht bei 25–30% der Übergewichtigen. Eine Leberzirrhose entwickelte sich aber nur bei gleichzeitig bestehendem Alkoholabusus [6].

Niere

Bei extremer Adipositas kann es zum Auftreten eines nephrotischen Syndroms kommen, ohne daß die Glomeruli pathologisch-anatomisch auffällig sind [38]. Durch den Verlust von Antithrombin III über den Urin und der damit herabgesetzten Konzentration von Antithrombin III in der Nierenvene treten häufiger Nierenvenenthrombosen auf. Aufgrund der größeren Häufigkeit von Hyperurikämie und Gicht muß bei Adipositas vermehrt mit dem Auftreten einer Gichtniere gerechnet werden.

Krebserkrankungen

Tabelle 1 zeigt die Zunahme der Mortalität an Krebserkrankungen bei deutlichem Übergewicht. Bei Männern besteht eine Häufung an Rektum- und Prostatakarzinomen, bei Frauen von Ovarial-, Uterus-, Mamma- und Gallengangkrebs (Tabelle 2) [17].

Über die dargestellten Erkrankungen hinaus ist die Adipositas auch mit einer Reihe von Erkrankungen im orthopädischen (Osteoarthrose an den gewichtstragenden Gelenken) und dermatologischen Bereich (Intertrigo, Acanthosis nigricans) vergesellschaftet. Perioperativ besteht ein erhöhtes Risiko für Wundinfektionen.

Tabelle 3: Inzidenz von Herzinfarkt, Schlaganfall und Tod in Abhängigkeit von der Körperfettverteilung (ausgedrückt durch das Taillen-/Hüftumfangs-Verhältnis) bei Frauen in %. Beobachtungszeit 12 Jahre (Nach [17]).

Zentilen des Taillen-/Hüftumfangs-Verhältnisses	Herz-infarkt	Schlag-anfall	Tod
0 – 10	0	0	2,9
0 – 20	0,4	0,4	3,2
21 – 40	0,4	0,7	5,4
41 – 60	2,4	0,4	3,9
61 – 80	2,4	1,1	6,5
81 – 90	2,2	0	3,6
91 – 95	2,9	1,5	2,9
96 – 100	5,9	4,4	15,5

Tabelle 4: Prozentuale Wahrscheinlichkeit für den Herzinfarkt in Abhängigkeit vom Körpermassen-Index und dem Taillen-/Hüftumfangs-Verhältnis (Nach [17]).

Tertilen des T-/H-Verhältnisses	Tertilen des Körpermassen-Index		
	I	II	III
I	0,9	0	0
II	1,1	0,9	1,5
III	3,8	0	3,5

Körperfettverteilung und kardiovaskuläres Risiko

In einer Reihe von prospektiven Studien [7, 17, 18] konnte gezeigt werden, daß eine androide Form der Adipositas (Fettgewebe vorwiegend im Abdominalbereich) im Vergleich zur gynoiden Form (Fettgewebe vorwiegend im Hüftbereich) mit einer erhöhten Mortalität sowie einem größeren Risiko für die koronare Herzkrankheit und zerebrale Durchblutungsstörungen einhergeht (Tabelle 3). Allerdings trifft das erhöhte Risiko aufgrund der androiden Fettverteilung nicht nur den Übergewichtigen, sondern auch den Normalgewichtigen (Tabelle 4) [17]. Als guter Parameter zur Erfassung der Fettverteilung hat sich das Taillen-/Hüftumfangs-Verhältnis herausgestellt. Der Taillenumfang wird in der Mitte zwischen seitlicher unterer Thoraxapertur und Crista iliaca gemessen, der Hüftumfang auf der Höhe des Trochanter major. Mit einem erhöhten kardiovaskulären Risiko ist bei einem Taillen-/Hüftumfangs-Verhältnis von größer als 0,85 bei Frauen und 1,00 bei Männern zu rechnen. Ursächlich wird eine erhöhte Inzidenz von kardiovaskulären Risikofaktoren, wie Dyslipoproteinämien, Diabetes mellitus und Hypertonie, angenommen.

Gesundheitliche Gefährdung durch Gewichtsreduktionskuren

Bei nicht optimal zusammengesetzten Gewichtsreduktionsdiäten (z. B. Nulldiät, Heilfasten, etc.) muß mit akuten gesundheitlichen Komplikationen gerechnet werden. Enthält die Diät weniger als 50 g Kohlenhydrate/Tag, so finden sich Komplikationen aufgrund eines überschießenden Wasser- und Elektrolytverlusts [29]. Es handelt sich insbesondere um orthostatische Beschwerden (besonders gefährlich bei Atherosklerose und medikamentös behandeltem Hypertonus) und Herzrhythmusstörungen. Die entstehenden Ketonkörper hemmen kompetitiv die Ausscheidung der Harnsäure über die Niere. Dadurch besteht während der Diät die Gefahr des Gichtanfalls, insbesondere wenn eine Hyperurikämie vorbestanden hat. Nach Wiederzufuhr von Kohlenhydraten wird die Harnsäure plötzlich über die Niere ausgeschieden. Werden zu diesem Zeitpunkt nicht große Trinkmengen eingehalten, so können Nierensteine entstehen. In Einzelfällen kam es zu akutem Nierenversagen [39]. Ein Eiweißgehalt von weniger als 45 g pro Tag führt zu einem vermehrten Abbau von Strukturprotein. Davon betroffen ist nicht nur die Skelett-, sondern auch die Herzmuskulatur. Folge können zum Teil bedrohliche Herzrhythmusstörungen sein.

Eine Diät, die bevölkerungsweit zur Gewichtsreduktion empfohlen wird, sollte daher die geschilderten Mindestanforderungen an den Kohlenhydrat- und Eiweißgehalt erfüllen.

Zusammenfassend kann festgestellt werden, daß Adipositas mit einem erheblichen Gesundheitsrisiko einhergeht. Nahezu alle Organbereiche sind häufiger von Komplikationen betroffen als bei Normalgewichtigen. Allein durch Gewichtsreduktion können viele der dargestellten Begleiterkrankungen gebessert oder geheilt werden. Besser als jede Therapie beim Übergewichtigen wäre jedoch die Verhinderung durch entsprechende Präventionsmaßnahmen, die am besten bereits im Schulalter einsetzen.

Literatur
1. **Alexander, J. K.**, Mod. Concepts Cardiovasc. Dis. 32 (1963) 799–803.
2. **Arner, P. u. Mitarb.**, Diabetologia 30 (1987) 437–440.
3. **Bernstein, R. A. u. Mitarb.**, J. Chron. Dis. 30 (1977) 529–541.
4. **Bolinder, J. u. Mitarb.**, Diabetes 35 (1986) 282–290.
5. **Bonora, E. u. Mitarb.**, J. Clin. Endocrin. Metab. 59 (1984) 1121–1127.
6. **Braillon, A., Capron, J. P.**, Gastroenterol. Clin. Biol. 7 (1983) 627–634.
7. **Ducimetiere, P. u. Mitarb.**, Eur. Heart J. 4 (1983) 8–12.
8. **Dunn, F. G. u. Mitarb.**, Am. J. Cardiol. 39 (1977) 189–195.
9. **Dustan, H. P.**, Ann. Int. Med., 103 (1985) 1047–1049.
10. **Garfinkel, L.**, Ann. Int. Med. 103 (1985) 1034–1036.
11. **Garvey, W. T. u. Mitarb.**, J. Clin. Invest. 81 (1988) 1528–1536.
12. **Glass, A. R. u. Mitarb.**, Metabolism 30 (1981) 89–104.
13. **Hoit, B. D. u. Mitarb.**, Am. Heart J. 114

(1987) 1334–1341.
14. **Hubert, H. B. u. Mitarb.**, Circulation 67 (1983) 968–977.
15. **Jacob, B. G., Richter, W. O., Schwandt, P.**, Inf. Arzt, Gazette Medical 3 (1989) 195–197.
16. **Klinga, K., van Holst, T., Runnebaum, B.**, Eur. J. Obstet. Gynecol. Reprod. Biol. 15 (1983) 103–112.
17. **Lapidus, L. u. Mitarb.**, Br. Med. J. 289 (1984) 1257–1261.
18. **Larsson, B. u. Mitarb.**, Br. Med. J. 288 (1984) 1401–1404.
19. **Lavie, C. J., Messerli, F. H.**, Chest 90 (1986) 275–279.
20. **Messerli, F. H. u. Mitarb.**, Arch. Int. Med. 147 (1987) 1725–1728.
21. **Miller, E., Wood, K.**, Metabolism 37 (1987) 539–542.
22. **National Institutes of Health** Consensus Development Panel. Ann. Int. Med. 103 (1985) 1073–1077.
23. **Oates, J. A., Wood, A. J. J.**, New Engl. J. Med. 319 (1988) 1318–1330.
24. **Peckham, C. H., Christianson, R. E.**, Am. J. Obstet. Gynecol. 111 (1971) 1–7.
25. **Polonsky, K. S., Given, B. D., van Cauter, E.**, J. Clin. Invest. 81 (1988) 442–448.
26. **Ray, C. S. u. Mitarb.**, Am. Rev. Respir. Dis. 128 (1983) 501–506.
27. **Reaven, G., Olefsky, J. M.**, Adv. Metab. Disord. 9 (1978) 313–331.
28. **Richter, W. O.**, Akt. Ernähr. 14 (1989) 315–317.
29. **Richter, W. O.**, In: Schwandt, P. (Hrsg.): Stoffwechsel-Endokrinologie. Diagnose und Therapie in Klinik und Praxis, S. 62–72. Medical-Concept-Verlag, Neufahrn 1987.
30. **Rimm, A. A. u. Mitarb.**, Public Health Report 90 (1975) 44–51.
31. **Rogers, J., Mitchell, G. W.**, New Engl. J. Med. 249 (1953) 835–836.
32. **Schwandt, P., Richter, W. O.**, In: Crepaldi et al. (Hrsg.): Atherosclerosis VIII, S. 615–618. Elsevier, Amsterdam 1989.
33. **Sharp, J. T., Barrocas, M., Chokroverty, S.**, Clin. Chest Med. 1 (1980) 103–118.
34. **Sherman, B. M., Korenman, S. G.**, J. Clin. Endocrinol. Metab. 39 (1974) 145–149.
35. **Sinha, M. K. u. Mitarb.**, Diabetes 36 (1987) 620–625.
36. **Stamler, R. u. Mitarb.**, JAMA 240 (1978) 1607–1610.
37. **Theile, U., Böcking, B., Krauß, G.**, Dtsch. Ärzteblatt 80 (1983) 27–33.
38. **Weisinger, J. R. u. Mitarb.**, Ann. Int. Med. 81 (1974) 440–447.
39. **Zürcher, H. U. u. Mitarb.**, Schweiz. Med. Wschr. 107 (1977) 1025–1028.

Diagnostik und Differentialdiagnostik von Anorexia nervosa und Bulimia nervosa

J.-C. Krieg

Anorexia nervosa und Bulimia nervosa sind psychische Erkrankungen, die durch ein gestörtes Eßverhalten und eine Reihe von somatischen Folgeerscheinungen charakterisiert sind. Obwohl Anorexia nervosa und Bulimia nervosa auf den ersten Blick „moderne", vornehmlich in der westlichen Überflußgesellschaft vorkommende Erkrankungen zu sein scheinen, gibt es bereits aus dem Altertum und Mittelalter Überlieferungen über gestörtes Eßverhalten, die die Krankheitsbilder von Anorexia nervosa und Bulimie treffend widerspiegeln. Ein Leitsymptom beider Krankheiten ist die Überzeugung der Patienten, zu dick zu sein bzw. die übertriebene Sorge um ihre Figur. Derartige Vorstellungen führen bei den Betroffenen zu Fasten- bzw. Diätversuchen, wobei zum einen die Nahrung in ihrer Gesamtmenge eingeschränkt wird, zum anderen die Auswahl der einzelnen Speisen nach ihrem Kaloriengehalt erfolgt. Folge ist, bei weitgehend erhaltenem Appetit, ein Gewichtsverlust, der bei Patienten mit Anorexia nervosa nicht selten zu einem Untergewicht unterhalb 50 Prozent des entsprechenden Idealgewichts führen kann.

Anorexia nervosa

Außer Diät halten und Fasten wenden Patienten mit Anorexia nervosa häufig zusätzliche Maßnahmen an, um die beabsichtigte Gewichtsabnahme herbeizuführen: so sind die Patienten oft hyperaktiv, indem sie z. B. extrem Sport betreiben, nehmen Appetitzügler ein, erbrechen nach den Mahlzeiten oder mißbrauchen Abführmittel, Diuretika und Schilddrüsenhormone. **Tabelle 1** gibt die

Tabelle 1: Diagnostische Kriterien der Anorexia nervosa.

A) Das Körpergewicht wird absichtlich nicht über dem der Körpergröße oder dem Alter entsprechenden Minimum gehalten, d. h. Gewichtsverlust auf ein Gewicht von 15% oder mehr unter dem zu erwartenden Gewicht.
B) Starke Angst vor Gewichtszunahme oder Angst vor dem Dickwerden, obgleich Untergewicht besteht.
C) Störung der eigenen Körperwahrnehmung hinsichtlich Gewicht, Größe oder Form, d. h. die Person berichtet sogar im kachektischen Zustand, sich „zu dick zu fühlen", oder ist überzeugt, ein Teil des Körpers sei „zu dick", obgleich ein offensichtliches Untergewicht besteht.
D) Bei Frauen Aussetzen von mindestens drei aufeinanderfolgenden Menstruationszyklen, deren Auftreten sonst zu erwarten gewesen wäre (primäre oder sekundäre Amenorrhoe).

diagnostischen Kriterien der Anorexia nervosa wieder, wie sie im „Diagnostischen und Statistischen Manual Psychischer Störungen DSM-III-R" [1] angeführt sind.

Neuroendokrine Veränderungen. Der durch das pathologische Eßverhalten hervorgerufene Gewichtsverlust geht mit einer Reihe, teils gravierender, somatischer Konsequenzen einher (Übersicht bei [4]). So weisen fast alle Patienten mit einer Anorexia nervosa neuroendokrine Veränderungen auf, die adaptive Mechanismen eines Organismus gegenüber einem Hungerzustand darstellen: Zur Förderung der Glukoneogenese ist die Aktivität der Hypothalamus-Hypophysen-Nebennierenrinden-Achse gesteigert, was sich in einem erhöhten Cortisol-Plasmaspiegel äußert. Demgegenüber ist die Aktivität der Hypothalamus-Hypophysen-Gonaden-Achse vermindert – ein in Zeiten der Unterernährung sinnvoller biologischer Schutzmechanismus zur Unterdrückung der Reproduktionsfähigkeit. Folge sind niedrige Plasmakonzentrationen von Östrogen bzw. Testosteron und somit eine Amenorrhoe bei weiblichen Patienten. Einen weiteren gegenregulatorischen Mechanismus gegen die Mangelernährung stellt die verringerte Umwandlung des Schilddrüsenhormons Tetrajodthyronin (T_4) in das aktivere Trijodthyronin (T_3) dar, was sich in einer niedrigen T_3-Serumkonzentration widerspiegelt. Darüber hinaus weisen Patienten mit Anorexie noch einige weitere neuroendokrine Störungen auf, auf die hier nicht näher eingegangen werden soll.

Metabolische Veränderungen. Der vermehrte Fettabbau in der anorektischen Phase führt zu einem Anstieg der Serumkonzentrationen der Fettabbauprodukte Beta-Hydroxibuttersäure, Azetazetat und freie Fettsäuren. Zusammen mit der gesteigerten Cortisolsekretion sind die erhöhten Metabolite aus dem Fettstoffwechsel gute Indikatoren für den akuten Zustand der Mangelernährung. Im Verlauf einer Behandlung können sie auch als Kontrollparameter herangezogen werden, da sie Verschwinden und Wiederauftreten anorektischer Verhaltensweisen schneller widerspiegeln, als es das Körpergewicht vermag [6].

Zusätzliche klinische Befunde. Neben diesen typischen neuroendokrinen und metabolischen Störungen weisen Patienten mit Anorexia nervosa noch eine Reihe zusätzlicher Laborauffälligkeiten bzw. klinischer Befunde mit unterschiedlichem Krankheitswert auf: So können Diuretika- und Laxanzienabusus sowie Erbrechen zu massiven Wasser- und Elektrolytverschiebungen führen, wobei als Folgeerscheinungen Herzrythmusstörungen, Nierenfunktionsstörungen, Ödeme, Muskelhypotonie und Paresen auftreten können. Erhöhte Serumkonzentrationen der Leberenzyme, der Amylase, des Cholesterins und Karotins, sowie Blutzukkerwerte im unteren Normbereich sind weitere Laborauffälligkeiten. Das Blutbild ist im Sinne einer Panzytopenie verändert. Dabei konnte eine gehäufte Infektanfälligkeit aufgrund einer Leukopenie nicht beobachtet werden, hingegen gelegentlich eine verstärkte Blutungsneigung infolge einer Thrombozytopenie und eines veränderten Gerinnungsstatus. Klinisch bestehen wegen eines verminderten Sympathikotonus meist Hypotonie und Bradykardie, weiterhin können im anorektischen Zustand gastrointestinale Störungen, Osteoporosen (aufgrund der verminderten Östrogensekretion) und Polyneuropatien auftreten. Im kranialen Computertomogramm zeigt der Großteil der Patienten mit Anorexia nervosa deutlich erweiterte innere und äußere Liquorräume – ein Befund, der sich wie die meisten anderen klinischen Auffälligkeiten nach Gewichtszunahme und Normalisierung des pathologischen Eßverhaltens zurückbildet.

Epidemiologie. Die Anorexia nervosa tritt vornehmlich bei Frauen zwischen dem 14. und 25. Lebensjahr auf, wobei in der Literatur aber auch Fälle beschrieben wurden, bei denen sich eine Anorexia nervosa vor der Pubertät bzw. nach dem 25. Lebensjahr, ja sogar in der zweiten Lebenshälfte erstmanifestierte. Männer erkranken deutlich seltener; das Geschlechtsverhältnis wird mit 1:10 bis 1:20 angegeben. Die Angaben über die Häufigkeit von Anorexia nervosa schwanken je nach Art der Diagnosestellung und Zusammensetzung der Stichprobe im allgemeinen zwischen 0,1 und 2,0%. Wesentlich höhere Prävalenzraten (bis zu 8%) wurden hingegen bei spezifischen Berufsgruppen, wie etwa Mannequins oder Balettänzerinnen, ermittelt. Der Einfluß weiterer Faktoren, die das Auftreten einer Anorexie begünstigen könnten, wie soziale Schichtzugehörigkeit, materieller Status, Schulbildung und ethnische Zugehörigkeit, wird zur Zeit kontrovers diskutiert.

Pathogenese. Nach heutiger Ansicht ist die Pathogenese der Anorexia nervosa multifaktoriell zu sehen. So werden biologische Vulnerabilität, entwicklungspsychologische Faktoren und soziokulturelle Einflüsse für die Entstehung einer Anorexia nervosa verantwortlich gemacht: d. h. angeborene oder erworbene Regulationsstörungen von Hunger und Sättigung in Kombination mit einer fehlgeleiteten psychischen Entwicklung sowie gesellschaftlich propagierten Normvorstellungen von Schönheit und Erfolg (vgl. [9]).

Bulimia nervosa

Im Gegensatz zu Patienten mit Anorexia nervosa weisen Patienten mit Bulimia nervosa trotz anorektischer Einstellung und Verhaltensweisen ein weitgehend normales Körpergewicht auf. Heißhungerattacken und Fastenversuche wechseln sich in Abständen ab. Während der Heiß-

Diagnostik und Differentialdiagnostik

Tabelle 2: Diagnostische Kriterien der Bulimia nervosa.

A) Wiederholte Episoden von Freßanfällen (schnelle Aufnahme einer großen Nahrungsmenge innerhalb einer bestimmten Zeitspanne).
B) Das Gefühl, das Eßverhalten während der Freßanfälle nicht unter Kontrolle halten zu können.
C) Um einer Gewichtszunahme entgegenzusteuern, greift der Betroffene regelmäßig zu Maßnahmen zur Verhinderung einer Gewichtszunahme, wie selbstinduziertem Erbrechen, dem Gebrauch von Laxanzien oder Diuretika, strengen Diäten oder Fastenkuren oder übermäßiger körperlicher Betätigung.
D) Durchschnittlich mindestens zwei Freßanfälle pro Woche über einen Mindestzeitraum von drei Monaten.
E) Andauernde, übertriebene Beschäftigung mit Figur und Gewicht.

hungerattacken nehmen die Patienten oft hochkalorische, ansonsten „verbotene" Speisen zu sich, die sie nachher meist willentlich erbrechen, um zumindest einen Teil der aufgenommenen Nahrung nicht verdauen zu müssen. In **Tabelle 2** sind die entsprechenden DSM-III-R-Diagnosekriterien für Bulimia nervosa angegeben.

Bulimisches Verhalten ist jedoch nicht nur auf Patienten mit Bulimie beschränkt. Etwa 40% der Patienten mit einer Anorexia nervosa berichten ebenfalls über Heißhungerattacken mit nachfolgendem, selbstinduziertem Erbrechen. Umgekehrt weist ein großer Teil der Bulimiepatienten eine manifeste Anorexia nervosa in seiner Vorgeschichte auf. Entsprechend gibt es zwischen beiden Krankheitsbildern auch Übergangsformen, so daß manche Autoren Anorexia nervosa und Bulimia nervosa als Gegenpole eines Kontinuums ansehen.

Klinische Befunde. Obwohl Patienten mit Bulimia nervosa weitgehend normgewichtig sind, zeigen sie aufgrund intermittierender Fastenzustände hormonelle und metabolische Zeichen einer Mangelernährung: so sind – wie bei der Anorexia nervosa – die Serumkonzentrationen von T_3 erniedrigt, von Beta-Hydroxibuttersäure, Azetazetat und der freien Fettsäuren erhöht [7]. Auch Zyklusstörungen aufgrund ernährungsbedingter Veränderungen in der Sekretion der Geschlechtshormone konnten bei einer Reihe normgewichtiger Patienten mit Bulimia nervosa nachgewiesen werden [8]. Patienten mit Bulimia nervosa können aufgrund von Erbrechen, Diuretika- oder Laxanzienabusus erhebliche Wasser- und Elektrolytstörungen mit den oben erwähnten klinischen Folgen aufweisen, ferner schmerzhafte Schwellungen der Speicheldrüsen und Zahnverfall, letzteres vermutlich durch den schädigenden Einfluß von säurehaltigem Erbrochenem auf den Zahnschmelz. Weiterhin wurden bei Bulimia nervosa Magenruptur, Pankreatitis und Osteoarthropathien beschrieben [5]. Auch die bei Anorexia nervosa computertomographisch nachgewiesenen hirnmorphologischen Veränderungen (erweiterte innere und äußere Liquorräume) konnten bei knapp der Hälte der untersuchten Bulimiepatienten beobachtet werden [2]. Psychopathologisch weisen Patienten mit Bulimia nervosa neben den krankheitsspezifischen Kognitionen und Verhaltensweisen noch ein depressives Syndrom auf. In einer Untersuchung, die an knapp 50 Bulimiepatienten durchgeführt wurde, fand sich bei über 60% der Patienten eine depressive Symptomatik, die sich im allgemeinen erst nach dem Beginn der Eßstörung manifestiert hatte [3].

Epidemiologie. Ähnlich wie die Anorexia nervosa kommt auch die Bulimia nervosa vornehmlich bei Frauen in der Zeit zwischen Pubertät und jungem Erwachsenenalter vor. Die Prävalenzrate des vollausgeprägten Krankheitsbildes liegt derzeitigen Untersuchungen zufolge zwischen 1% und 2%. Zu einem wesentlich höheren Prozentsatz (15–20%) gelangt man, wenn man bulimische Symptomatik, die in ihrem Ausprägungsgrad noch nicht dem klinischen Vollbild einer Bulimia nervosa zu entsprechen braucht, zu Grunde legt. Auch hier gilt, daß derartige Prävalenzraten in nicht unerheblichem Maße von der Art der Diagnosestellung und der Stichprobenauswahl abhängen.

Differentialdiagnose

Auf psychiatrischem Fachgebiet müssen Anorexia nervosa und Bulimia nervosa differentialdiagnostisch von einer
– Depression mit Appetitstörungen und Gewichtsveränderungen,
– Schizophrenie mit psychotisch bedingter Nahrungsverweigerung,
– Angst- bzw. Zwangserkrankung mit Auswirkungen auf das Eßverhalten abgetrennt werden.

Weiterhin weisen Patienten mit einer Borderline-Persönlichkeit des öfteren ein gestörtes Eßverhalten auf.

Auf neurologischem Fachgebiet sind epileptische Anfallsäquivalente, ein Kleine-Levin-Syndrom sowie zentrale Läsionen oder Tumore – z. B. im Bereich des Mittelhirns – auszuschließen, da derartige Erkrankungen mit Störungen im Appetitverhalten im Sinne einer anorektischen oder bulimischen Symptomatik einhergehen können.

Auf internistischem Fachgebiet können unter anderem Endokrinopathien, infektiöse Erkrankungen, stenosierende Prozesse im Intestinaltrakt, ein Malabsorptions-Syndrom oder Malignome zu Gewichtsverlust führen. Von einer Anorexia nervosa lassen sich derartige Krankheitsbilder im allgemeinen jedoch recht gut abgrenzen, da die betroffenen Patienten nicht Anorexie-spezifische Symptome (ungestörter Appetit, übertriebene Sorge um die Figur, Einsatz verschiedenster Mittel zur Gewichtsreduktion) aufweisen.

Literatur
1. **American Psychiatric Association:** Diagnostic and Statistical Manual of Mental Disor-

ders, 3rd ed. Revised. APA, Washington D.C. 1987. Deutsche Ausgabe: Diagnostische Kriterien und Differentialdiagnosen des Diagnostischen und Statistischen Manuals Psychischer Störungen DSM-III-R. Beltz Verlag, Weinheim-Basel 1989.
2. **Krieg, J.-C., Lauer, C., Pirke, K. M.:** Structural brain abnormalities in patients with bulimia nervosa. Psychiatry Res. 27 (1989) 39–48.
3. **Lässle, R. G.:** Eßstörungen und Depression: Psychobiologische Studien bei Anorexia nervosa und Bulimie. Verlag Peter Lang, Frankfurt am Main – Bern – New York – Paris 1987.
4. **Mitchell, J. E.:** Anorexia nervosa: medical and physiological aspects. In: Brownell, K. D., Foreyt, J. P. (Hrsg.): Handbook of Eating Disorders. Basic Books, New York 1986.
5. **Mitchell, J. E.:** Bulimia: medical and physiological aspects. In: Brownell, K. D., Foreyt, J. P. (Hrsg.): Handbook of Eating Disorders. Basic Books, New York 1986.
6. **Pahl, J. u. Mitarb.:** Anorectic behavior, mood, and metabolic and endocrine adaption to starvation in anorexia nervosa during inpatient treatment. Biol. Psychiatry 20 (1985) 874–887.
7. **Pirke, K. M. u. Mitarb.:** Metabolic and endocrine indices of starvation in bulimia: A comparison with anorexia nervosa. Psychiatry Res. 15 (1985) 33–39.
8. **Pirke, K. M. u. Mitarb.:** Gonadotrophins, oestradiol and progesterone during the menstrual cycle in bulimia nervosa. Clin. Endocrinol. 29 (1988) 265–270.
9. **Ploog, D. W., Pirke, K. M.:** Psychobiology of anorexia nervosa. Psychol. Med. 17 (1987) 843–859.

Biochemische Befunde bei Anorexia und Bulimia nervosa

K. M. Pirke

Der Gewichtsverlust anorektischer Patienten führt zu Veränderungen in beinahe allen Körperfunktionen. Erst dadurch ist ein Überleben unter den Bedingungen stark eingeschränkter Kalorienzufuhr möglich. Da diese Adaptationsmechanismen durch hormonelle Mechanismen gesteuert werden, verwundert es nicht, daß eine Vielzahl endokriner Veränderungen bei Anorexia nervosa beschrieben wurden. Diese endokrinen Regulationen dienen
– der Herabsetzung des Energieverbrauches des Körpers (z. B. Veränderungen im noradrenergen System, Trijodthyroninverminderung),
– der Adaptation des Intermediärstoffwechsels (z. B. Cortisolhypersekretion stimuliert die Glukoneogenese),
– der Einstellung von Funktionen – wie der Reproduktion –, die für das individuelle Überleben unnötig sind (z. B. Verminderung der Gonadotropinsekretion).

In einer Reihe humanexperimenteller Studien konnte nachgewiesen werden, daß alle endokrinen und metabolischen Veränderungen bei An-

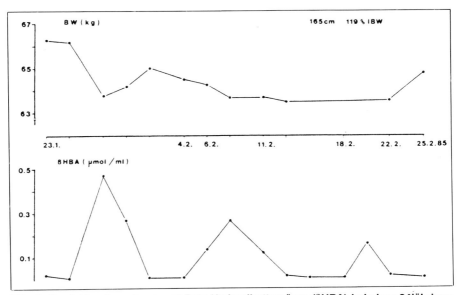

Abb. 1: Gewichtsschwankung und Beta-Hydroxibuttersäure (βHBA) bei einer 24jährigen bulimischen Patientin.

Biochemische Befunde bei Anorexia und Bulimia nervosa

Tabelle 1: Metaboliten und Hormone im Serum von Patienten mit Anorexia nervosa und Bulimie

	Anorexie	Bulimie
Glukose	↓	↓
Freie Fettsäuren	↑	↑
Azetazetat	↑	↑
Beta-Hydroxibuttersäure	↑	↑
TSH	→	→
Thyroxin	→	→
Trijodthyronin	↓	↓
Cortisol	↑	↑→
Wachstumshormon	↑	→
Prolaktin	↓	↓
Noradrenalin	↓	↓
Luteinisierendes Hormon	↓	↓→
Follikelstimulierendes Hormon	↓	↓→

orexia nervosa Folgen der Mangelernährung sind [1, 9, 11]. Eine Ausnahme bildet die Hypokaliämie vieler anorektischer Patientinnen, die sowohl eine Folge der Mangelernährung als auch des Erbrechens ist.

Patienten mit Bulimie sind per definitionem nicht untergewichtig. Abb. 1 zeigt eine Verlaufsstudie bei einer bulimischen Patientin, die 120% des idealen Körpergewichtes aufwies. Im Laufe der etwa vierwöchigen Beobachtungszeit kam es zu erheblichen Gewichtsschwankungen um mehrere Kilogramm. Jeder Gewichtsverlust wurde begleitet von einem Anstieg der Ketonkörper im Blut. Im Beobachtungszeitraum traten drei Fasten- bzw. Diätperioden auf, in denen das Gewicht abnahm und die Beta-Hydroxibuttersäure zunahm. Dieser Befund ist typisch für die überwiegende Mehrzahl bulimischer Patientinnen. Die Ähnlichkeit zwischen untergewichtigen anorektischen und normalgewichtigen bulimischen Patientinnen liegt darin, daß die ersteren mehr oder weniger permanent, die letzteren intermittierend diätieren bzw. fasten.

Tabelle 1 gibt einen Überblick über einige der wichtigsten metabolischen und endokrinen Veränderungen bei Anorexia und Bulimie.

Veränderungen im noradrenergen System

Da dem noradrenergen System eine zentrale Rolle in der Regulation des Energiestoffwechsels, aber auch der Befindlichkeit zukommt, sollen die Veränderungen in diesem System im einzelnen dargestellt werden.

Verminderte Noradrenalinaktivität. Abb. 2 zeigt den Anstieg des Noradrenalins im Plasma nach einer standardisierten Testmahlzeit von 500 kcal, die in Form eines kohlenhydratreichen Breies verabreicht wur-

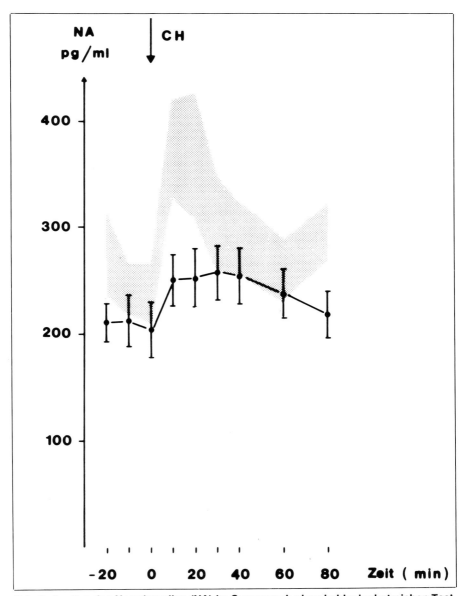

Abb. 2: Anstieg des Noradrenalins (NA) im Serum nach einer kohlenhydratreichen Testmahlzeit (CH) von 500 kcal. Der Anstieg bei gesunden Personen ist als große Fläche dargestellt.

de. Altersentsprechende gesunde Frauen reagieren mit einem deutlichen Anstieg der Plasmaspiegel. Die Basiswerte anorektischer und bulimischer Patientinnen sind signifikant erniedrigt. Der Anstieg fällt bei beiden Eßstörungen niedriger aus. Der Effekt bei anorektischen Patientinnen ist allerdings ausgeprägter.

Ähnliche Verminderungen werden bei beiden Eßstörungen im Orthotest [2], nach standardisierter ergometrischer Belastung [7] und in der Ausschüttung des Noradrenalinmetaboliten Methoxihydroxiphenylglykol (MHPG) gefunden [6].

In tierexperimentellen Studien konnte gezeigt werden, daß die Mangelernährung nicht nur das periphere, sondern auch das zentrale noradrenerge System beeinflußt [10, 12]. Dieser Befund läßt sich auch auf den Menschen übertragen, da im Liquor cerebrospinalis eßgestörter Patienten verminderte MHPG-Spiegel gefunden wurden [3].

Folgeerscheinungen. Die klinischen Symptome Hypotonie, Bradykardie und Hypothermie sind Ausdruck der verminderten Aktivität des sympathischen Nervensystems und seines Neurotransmitters Noradrenalin.

Die Verminderung des Grundumsatzes, die bei eßgestörten Patienten bis zu 40% (korrigiert für fettfreie Körpermasse) betragen kann, geht neben der T_3-Verminderung vor allem auf die verminderte Noradrenalinaktivität zurück.

Eine zweite, wesentlich bedeutsamere Konsequenz der verminderten Noradrenalinaktivität ist die Entwicklung depressiver Verstimmungen. Ein erheblicher Teil (30–60%) anorektischer und bulimischer Patientinnen hat eine klinisch relevante Depression (major depressive disorder nach DSM III). Diese Depression entsteht nach eigenen Untersuchungen nur selten (in 9%) vor Beginn der Eßstörungen [4]. Häufiger ist der Beginn im ersten Jahr nach Ausbruch der Eßstörung (14% und darüber, später 70%). Die Depression ist eine der gefährlichsten Komplikationen der Eßstörungen, da sie die Grundlage für Suizide und Suizidversuche darstellt. Bei der hohen Mortalität (sie beträgt bei der Anorexia nach neuesten Studien 15–20% in einem längeren Beobachtungszeitraum) kommt dem Suizid eine große Bedeutung zu.

Der Zusammenhang zwischen Depression und Noradrenalin ergab sich aus einer Studie an anorektischen Patienten, die im Laufe eines stationären Aufenthaltes 5mal in dreiwöchigen Abständen untersucht wurden. Dabei wurde der orthostatisch bedingte Anstieg des Noradrenalins ebenso untersucht wie die Befindlichkeit. An vier der fünf Untersuchungszeitpunkte ergab sich ein signifikanter Zusammenhang zwischen dem Noradrenalinanstieg und der Befindlichkeit. Die depressive Verstimmtheit war um so ausgeprägter, je geringer die Aktivität des Noradrenalinsystems war [5]. Diese Beobachtung ist vor dem Hintergrund der *Schildkraut*'schen Hypothese zu sehen, die eine ursächliche Beziehung zwischen verringertem Noradrenalin-Turnover im Hirn nach der Depressionsentstehung beschreibt.

Beeinträchtigung der Fertilität

Von besonderer Bedeutung ist die Beeinträchtigung der Reproduktionsfähigkeit eßgestörter Patientinnen, da diese in aller Regel im fertilen Alter sind. Bei der Anorexie kommt es regelmäßig zu Amenorrhoe. Die Amenorrhoe hat ihre Ursache in einer – durch die Mangelernährung bedingten – hypothalamischen Störung, die zu einer völligen Suppression der episodischen Gonadotropinsekretion führt [8]. Auch weniger ausgeprägte oder intermittierende Gewichtsabnahme führt bei jungen Frauen zu Zyklusstörungen [9, 11].

Abb. 3 zeigt einige typische Zyklen bulimischer Patientinnen. In dieser Untersuchung wurden jeweils über einen Zyklus bzw. 6 Wochen mehrfach wöchentlich Blutproben zur Messung des Östradiols und des Progesterons abgenommen. **Abb. 3a** zeigt eine bulimische Patientin mit normalem Zyklus: in der ersten Zyklushälfte kommt es zu einem allmählichen Anstieg der Östradiolwerte, die zur Zeit des Eisprunges ein Maximum erreichen. In der zweiten Zyklushälfte, der Lutealphase, kommt es dann bei hohen Östradiolwerten zu einem ausgeprägten Progesteronanstieg. Dieser Zyklus ist aller Wahrscheinlichkeit nach ein fertiler Zyklus. Nur bei 10% aller untersuchten Patientinnen (n = 50) fand sich ein solcher Zyklus.

Abb. 3b zeigt eine Lutealphasenstörung, gekennzeichnet durch einen zu geringen und zu kurzen Progesteronanstieg. Obwohl eine Lutealphasenstörung kein absolutes Fertilitätshemmnis darstellt, muß in solchen Fällen mit einer gravierenden Störung der Fertilität gerechnet werden. Die Lutealphasenstörung trat bei 45% der untersuchten bulimischen Patientinnen auf.

Abb. 3c zeigt einen anovulatorischen Zyklus. Hier kommt es nicht zu einem Östradiolanstieg, da sich kein Follikel zur Sprungreife entwickelt. Ein solcher anovulatorischer Zyklus stellt ein absolutes Fertilitätshemmnis dar. Anovulatorische Zyklen fanden sich in 45% der untersuchten bulimischen Patientinnen. Persistieren anovulatorische Zyklen über mehrere Jahre, so besteht die Gefahr, daß sich eine Osteoporose entwickelt. Multiple Frakturen sind besonders bei anorektischen Patientinnen Folge eines so entstandenen Östrogenmangels.

Alle beschriebenen metabolischen und endokrinen Störungen sind reversibel. Es ist jedoch zu bedenken, daß sich einige Veränderungen nach Überwindung der Krankheit nur sehr langsam, oft erst nach einigen Jahren, zurückbilden. Dazu gehören vor allem die Zyklusstörungen und die Veränderungen im noradrenergen System.

Biochemische Befunde bei Anorexia und Bulimia nervosa

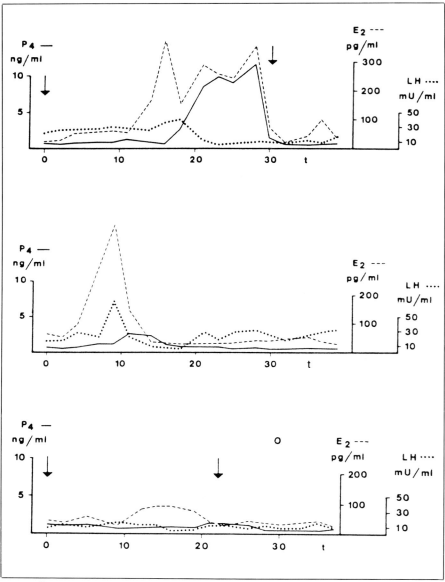

Abb. 3: Östradiol (E_2), Progesteron (P_4) und Luteinisierendes Hormon im Serum während eines menstruellen Zyklus (a = normaler Zyklus, b = Lutealphasenstörung, c = Follikelreifungsstörung).

Literatur

1. **Fichter, M. M., Pirke, K. M.:** Effect of experimental and pathological weight loss upon the hypothalamo-pituitary-adrenal axis. Psychoneuroendocrinology 11 (1986) 295–305.
2. **Heufelder, A., Warnhoff, M., Pirke, K. M.:** Platelet alpha-2-adrenoceptor and adenylate cyclase in patients with anorexia nervosa and bulimia. J. Clin. Endocrinol. Metab. 61 (1985) 1053–1060.
3. **Kaye, W. H. u. Mitarb.:** Abnormalities in CNS monoamine metabolism in anorexia nervosa. Arch. Gen. Psychiatry 41 (1984) 350–355.
4. **Laessle, R. G. u. Mitarb.:** Major affective disorder in anorexia nervosa and bulimia. British Journal of Psychiatry 151 (1987) 785–789.
5. **Laessle, R. G., Schweiger, U., Pirke, K. M.:** Mood and orthostatic norepinephrine response in anorexia nervosa. Psychiatry Research 24 (1988) 87–94.
6. **Philipp, E. u. Mitarb.:** MHPG in Urine of Patients with Anorexia nervosa and Bulimia and of Healthy Controls. International Journal of Eating Disorders 9 (1990) 323–328.
7. **Pirke, K. M. u. Mitarb.:** Plasma norepinephrine response to exercise in bulimia, anorexia nervosa, and controls. Biol. Psychiatry 25 (1989) 799–802.
8. **Pirke, K. M. u. Mitarb.:** Twentyfour hour sleep-wake pattern of plasma LH in patients with anorexia nervosa. Acta Endocrinologica 92 (1979) 193–204.
9. **Pirke, K. M. u. Mitarb.:** Dieting influences the menstrual cycle: vegetarian versus nonvegetarian diet. Fertility and Sterility 46 (1986) 1083–1088.
10. **Pirke, K. M., Spyra, B.:** Catecholamine turnover in the brain and the regulation of luteinizing hormone and corticosterone in starved male rats. Acta Endocrinologica 100 (1982) 168–176.
11. **Schweiger, U. u. Mitarb.:** Diet-induced menstrual irregularities: effects of age and weight loss. Fertility and Sterility 48 (1987) 36–41.
12. **Schweiger, U., Warnhoff, M., Pirke, K. M.:** Norepinephrine turnover in the hypothalamus of adult male rats: alteration of circadian patterns by semistarvation. J. Neurochem. 45 (1985) 706–709.

Behandlung von Anorexia und Bulimia nervosa
M. M. Fichter

Die bekannte, wenig orthodoxe, Psychoanalytikerin *Hilde Bruch* beschrieb in ihrem sehr lesenswerten Buch „Eating Disorders" [2] folgende gemeinsame *kardinale Störungsbereiche* für Anorexia und Bulimia nervosa (thin-fat people):

1. Körperschemastörungen,
2. Störungen der intero- und propriozeptiven sowie emotionalen Wahrnehmung,
3. ein alles durchdringendes Gefühl eigener Unzulänglichkeit (all pervasive feeling of ineffectiveness).

Für das Verständnis der Therapie anorektischer und bulimischer Erkrankungen hilft es, diese weniger als Störungen des Essens, sondern als Störungen von Perzeption und Ausdruck im emotionalen Bereich zu verstehen. Der Schwerpunkt unserer Therapie bei diesen Patienten liegt deshalb in der Bearbeitung von Defiziten in der intero- und propriozeptiven sowie emotionalen Wahrnehmung, dem Aufbau sozialer Kompetenz und in der Verbesserung direkter emotionaler Ausdrucksfähigkeit.

Die Symptomatik im Essensbereich (Fasten, Diät halten oder Heißhungerattacken, gefolgt von Erbrechen) ist als ein zum Scheitern verurteilter Lösungsversuch zu sehen. Die Symptomatik verleiht dem Patienten eine kurzfristige emotionale Stabilisierung, führt dann aber zunehmend in einen Circulus vitiosus hinein, aus dem der Patient sich häufig alleine nicht mehr befreien kann. Bei der Planung der Therapie sollten Therapeut und Patient beachten, daß ein Verzicht auf das Symptom den Patienten in vermehrten Druck bringen kann. Deshalb sollte eine auf die Symptomatik abzielende Therapie gekoppelt sein mit einer Behandlung, welche die soziale Kompetenz des Patienten und seine Fähigkeiten zur Lebensbewältigung verbessert.

Allgemeine Grundlagen für eine Therapie

Eine Therapie für bulimische und anorektische Patienten sollte nie rigide und schematisch sein, sondern auf die aktuellen Anliegen des Patienten eingehen. Die folgende Beschreibung der Therapie bulimischer und anorektischer Eßstörungen sollte als Leitlinie und nicht als Rezept aufgefaßt werden. Phasen- oder Stufenpläne mit festgelegter zeitlicher Sequenz bestimmter Interventionen kommen mehr dem Strukturbedürfnis von Therapeuten als den Anliegen der Patienten entgegen. Wirkungsvolle Therapie heißt bei Eßstörungen auch, Änderungsprozesse beim Patienten in Bewegung bringen, ihn zum rechten Zeitpunkt dazu zu bewegen, auch „heißere" Themenbereiche (z. B. Familienkonflikte, Sexualität, heimliches Essen) zu bearbeiten.

Sensibilität, Erfahrung und fachliche Kompetenz eines Therapeuten sind wichtiger als seine soziodemographischen Merkmale (Alter, Geschlecht).

Aufbau einer therapeutischen Beziehung. Entscheidend für den Therapieverlauf ist es, daß eine tragfähige, durch Verständnis und Vertrauen gekennzeichnete therapeutische Beziehung von Beginn an aufgebaut wird. Dafür ist es wichtig, den Patienten und seine Ängste, Hoffnungen, Wünsche und Bedürfnisse ernst zu nehmen, die Therapie durch entsprechende Informationsvermittlung transparent zu machen und zuzuhören, um die wirklichen Anliegen des Patienten wahrnehmen zu können. Die therapeutische Beziehung wird belastet, wenn Entscheidungen über den Kopf des Patienten hinweg gefällt werden, der Patient den Therapeuten als Koalitionspartner von Angehörigen und nicht von sich selbst sieht und wenn die therapeutische Beziehung durch zu massive, vom Patienten noch nicht erbringbare therapeutische Forderungen belastet wird.

Motivation des Patienten. Anorektische und bulimische Patienten haben einen mehr oder weniger ausgeprägten Leidensdruck, der in frühen Erkrankungsphasen für den Therapeuten und Außenstehende bisweilen nur schwer wahrnehmbar ist. Schwierig kann sich die Therapie gestalten, wenn der Patient ohne eigenes Mitwirken von Angehörigen „zur Reparatur" in die Therapie geschickt wird. Folgende Strategien haben sich als wirksam erwiesen, einem hinsichtlich Therapie ambivalenten Patienten eine Therapie nahezubringen und seine *Motivation* zu erhöhen:

1. Die Vermittlung von Information über Folgen und Komplikationen bulimischer und anorektischer Eßstörungen kann die gesunden Anteile des Patienten aktivieren.

2. Durch Verminderung des äußeren Drucks können Patient und Therapeut die intrinsische Motivation, Erwartungen, Bedürfnisse und Wünsche des Patienten besser erkennen.

3. Die Vermittlung von Informationen über Möglichkeiten der Therapie und konkrete Behandlungsschritte können dem Patienten Ängste nehmen und ihm Perspektiven aufzeigen.

4. Wenn wichtige Entscheidungen anstehen, und sich der ambivalente Patient mit Zaudern und wenig Überzeugung für eine Alternative entschieden hat, kann die Infragestellung und bewußte Verzögerung der endgültigen Entscheidung durch den Therapeuten eine Festigung der Entscheidung bewirken.

Allgemeine Grundlagen. Wichtige allgemeine Grundlagen einer sinnvollen und wirkungsvollen Therapie bei Magersucht und Bulimia nervosa sind:

1. *Offenheit und Vertrauen:* eine wirksame Therapie ist nur dann möglich, wenn es dem Therapeuten gelingt, ein Klima des Vertrauens aufzubauen, das es dem Patienten er-

möglich, auch schwierige und heikle Themen offenzulegen.

2. *Selbstverantwortlichkeit:* es kann und darf nicht Aufgabe des Therapeuten sein, Polizist, Kontrolleur oder gar Spion zu sein. Kontrolle ist ein häufig konfliktbelasteter Bereich in der Therapie von Eßstörungen. Der erfahrene Therapeut wird es riskieren, vom Patienten auch einmal hinters Licht geführt zu werden und wird nicht mit übermäßigen Kontrollmaßnahmen reagieren. Er wird den Patienten in der Therapie auf den Vertrauensbruch ansprechen und ihm vermitteln, daß der Patient sich damit nur selbst Schaden zufügt. Für eßgestörte Patienten ist es sehr wichtig, Entscheidungen selbst für sich zu fällen und selbst Verantwortung zu tragen, auch wenn sie dabei Hilfe und Unterstützung brauchen.

3. Nach unseren Erfahrungen empfiehlt es sich, die *Therapie im „Hier und Jetzt"* durchzuführen. Frühere Belastungen und Ereignisse spielen in der Therapie insofern eine Rolle, wenn sie im „Hier und Jetzt" Emotionen, die bearbeitet werden können, auslösen.

4. Viele eßgestörte Patienten sind überangepaßt und werden bemüht sein, den Erwartungen des Therapeuten gerecht zu werden. Dieses wäre kontratherapeutisch. Der Therapierahmen sollte so sein, daß *aktive Gestaltung durch die Patienten* statt passiver Erduldung der Therapie gefördert wird.

Gruppentherapie. Eine einzelne magersüchtige oder bulimische Patientin kann der Schrecken einer ganzen Station werden. Die gleichzeitige Behandlung mehrerer Eßgestörter in homogenen Gruppen von ausschließlich eßgestörten Patienten kann die Therapie um vieles erleichtern und therapeutische Prozesse schneller in Gang bringen. In diesen Gruppen kann das *„Expertentum der Betroffenen"* in die Therapie eingebracht werden. Patienten, die im therapeutischen Prozeß bereits weiter sind, können als Modell für neuere Patienten dienen und ihnen Leitlinien aufzeigen. Die Mitteilung persönlicher Erfahrungen eines Betroffenen dürfte mehr Auswirkung auf andere Gruppenteilnehmer haben, als lehrreiche mahnende Worte aus dem Munde eines Therapeuten. Eine Therapiegruppe gleichartig Betroffener, wie sie sich auch bei Abhängigkeitserkrankungen bewährt hat, stellt nicht nur eine „Ökonomisierung" der Behandlung dar, sondern ist auch ein wesentliches und entscheidendes Mittel für den Aufbau von Motivation und für Verhaltensänderungen im sozialen Kontext [4]. Unstrukturierte Gruppen stellen höhere Anforderungen an die Erfahrung des Therapeuten, können aber flexibler auf die Bedürfnisse der Gruppenteilnehmer eingehen. Stark vorstrukturierte Gruppen eignen sich zur Informationsvermittlung und Durchführung von grundlegenden Übungen, die für alle teilnehmenden Patienten von Wichtigkeit sind (z. B. Gruppe zum

Training sozialer Fertigkeiten, Antidiätgruppe zur Analyse funktionaler Zusammenhänge zwischen pathologischem Eßverhalten und belastenden Ereignissen).

Therapieziele. Bulimische und anorektische Patienten neigen oft zu einem dichotomen „Alles-oder-Nichts"-Denken („wenn ich ... nicht schaffe, bin ich ein totaler Versager"). Auf der Basis dieses Denkens kann es auch zu zu hoch gesetzten Therapiezielen von seiten des Patienten kommen, so daß der Mißerfolg bereits vorprogrammiert ist. Aufgabe des Therapeuten ist es, auf die Selbstüberforderungstendenz hinzuweisen und den Patienten zu veranlassen, realistische Ziele, die in definierten kleinen Schritten erreicht werden können, konkret und positiv zu formulieren. Sinnvolle Therapieziele können von Fall zu Fall unterschiedlich sein. Sie können bestehen

1. in der Verbesserung sozialer Kompetenz und des Ausdrucks eigener Emotionen,
2. in der Verbesserung der Wahrnehmungsfähigkeit von interio- und proprioceptiven Signalen (z. B. Sättigung) und Emotionen,
3. in der Veränderung depressiver Werthaltungen und Überzeugungen,
4. in dem Erlernen von körperlicher Entspannungsfähigkeit und seelischer Gelassenheit,
5. in der Übernahme eigener Verantwortung,
6. in einem Abbau übermäßiger Leistungsorientierung,

7. in dem Aufbau einer sinnvollen Freizeitgestaltung.

Die Aufgabe des Therapeuten in der Therapie ist der eines Bergführers vergleichbar. Er berät den Patienten, zeigt ihm Perspektiven auf und warnt ihn vor Gefahren, so daß dieser das selbst gesteckte Ziel durch eigenes aktives Handeln mit möglichst wenig Risiko erreichen kann. Therapieziele sollten positiv und konkret formuliert werden. „Normalisierung des Eßverhaltens" ist kein positives und ausreichend konkretes Therapieziel. Die Analyse funktionaler Zusammenhänge zwischen spannungserzeugenden Ereignissen und pathologischem Eßverhalten ist ein kontinuierlicher Prozeß, der sich über den ganzen Therapiezeitraum erstreckt. Wenn Auslösesituationen und funktionelle Zusammenhänge zwischen äußeren Ereignissen und pathologischem Verhalten genauer bekannt sind, können therapeutische Interventionen gezielter vorgenommen werden.

Probleme in der Therapie. Im Laufe einer Therapie bei eßgestörten Patienten können Probleme auftreten, von denen einige im folgenden skizziert sind. Besonders bei Magersüchtigen kann es dem unerfahrenen Therapeuten leicht passieren, daß er sich in einen *Machtkampf* mit dem Patienten verstricken läßt. Eine Verstrickung im Machtkampf kann die Therapie in schwerwiegender Weise blockieren. Ein im Machtkampf verstrickter Therapeut sollte nach kompetenter Supervision suchen. Wenn eine Machtkampf-Verstrickung nicht aufgelöst werden kann, ist eine sinnvolle Therapie nicht möglich, so daß dann ein Therapeuten-Wechsel anzuraten ist. Ein weiteres Problem stellt ein Vertrauensbruch in der Therapie durch *Heimlichkeiten und Lügen* von seiten des Patienten dar. Diese können beispielsweise in der Vortäuschung eines falschen Körpergewichtes oder in der Vorspiegelung, daß das Eßverhalten (z. B. Erbrechen) normalisiert sei, bestehen. Heimlichkeiten und Lügen sind inkompatibel mit einer vertrauensvollen Beziehung zwischen Patient und Therapeut. Die Lösung einer solchen Vertrauenskrise kann dazu führen, daß erstmals überhaupt in der Therapie wirkliches Vertrauen entsteht. Ein drittes Problem stellt das Auftreten von selbstverletzenden Handlungen, von versteckten und offenen *Suiziddrohungen*, von Alkoholexzessen und von disziplinarischen Schwierigkeiten – einschließlich Diebstähle – in Krisen und Spannungssituationen dar. Hier bedarf es unmittelbar nachvollziehbarer Konsequenzen und therapeutischer Erfahrung. Auch die Gruppe kann hier steuernde und sozialregulative Funktionen haben. Bei Patienten, bei denen diese Probleme wiederholt aufgetreten sind, empfehlen sich klar formulierte Behandlungsverträge mit eindeutiger Benennung der Konsequenzen. Damit sind dem Patienten die Konsequenzen seines Handelns im voraus transparent und dem Behandlungsteam ist ein unverzögertes Handeln bei Eintreten derartiger Problemsituationen möglich. Behandlungsverträge sollten die „Freiheitsgrade" des Therapeuten im Falle eines Vertragsbruches nicht unnötig einschränken, so daß sinnvolle Problemlösungen möglich sind. Ein Therapieabbruch von seiten des Therapeuten stellt nur die Ultima ratio dar. Ein viertes Problem kann die *Stagnation* der Therapie über längere Zeit darstellen. Hier gilt es, durch geeignete Maßnahmen Bewegung in die Therapie zu bringen. Die Einbeziehung relevanter Bezugspersonen in die Therapie, gut geplante Paradoxinterventionen und ggf. temporäre Unterbrechung der Behandlung unter Erhaltung des Kontaktes zum Patienten und konkreter Festlegung von Aufgaben für die Wiederaufnahme der Behandlung, stellen einige der Handlungsmöglichkeiten für den Therapeuten dar. Rückfälle während der Therapie werden oft als entmutigend von Patient und Therapeut wahrgenommen. Tatsächlich stellen sie Krisensituationen dar, die besondere Chancen in sich bergen.

Bereiche einer multimodalen Therapie bei Eßstörungen (Tabelle 1)

1. Ernährungsberatung. Der Ernährungs- und Essensbereich sollte offen und direkt bearbeitet und nicht als Tabu-Thema gesehen werden. Als Experten im Kalorienzählen haben magersüchtige und bulimische Patienten meist sehr geringe Kennt-

Tabelle 1: Gestörte Funktionen, sinnvolle therapeutische Ziele und Bereiche sowie spezielle Maßnahmen zur Therapie bulimischer und anorektischer Eßstörungen.

Gestörte Beziehungen bzw. Grund für Maßnahmen	Therapeutische Bereiche	Spezielle Maßnahmen
1) pathologisches Ernährungsverhalten	Ernährungsberatung	– „Antidiätkurs" – geordneter Plan für Mahlzeiten – Bearbeitung des Zusammenhangs zwischen Streß und pathologischem Eßverhalten
2) Störung der interozeptiven und emotionalen Wahrnehmung	Wahrnehmungstraining	– körperorientierte Übungen – Schulung der interozeptiven Wahrnehmung – Schulung der emotionalen Wahrnehmung
3) Störung des emotionalen Ausdrucks	Training des emotionalen Ausdrucks	– Katharsisübungen – Training im adäquaten Ausdruck von Emotionen – Training der sozialen Kompetenz im Rollenspiel
4) dysfunktionale, irrationale Gedanken, Überzeugungen und Werthaltungen	kognitive Therapie	– Aufdeckung und Infragestellung – „Reframing"
5) chronische Belastungen im sozialen Umfeld und ineffiziente Interaktionen	Einbeziehung des sozialen Umfelds	– Partnertherapie – Familientherapie
6) Passivität und Mangel an Übernahme von Verantwortung und unzureichendes Vertrauen in eigene Fähigkeiten	Aktivierung eigener Initiative und Verantwortung	– aktive Teilnahme an Selbsthilfegruppen – Selbstkontrollverfahren

nisse über gesunde Ernährung. Sie wissen wenig über die Folgen restriktiven Essens, wie z. B. die Auslösung von Heißhungeranfällen. Sie haben die Fähigkeit verloren oder nie entwickelt, interozeptive Reize von Hunger und Sättigung wahrzunehmen und ihr Eßverhalten davon steuern zu lassen. Sie essen kalorienarme Kost unter Vermeidung von Fett und Kohlenhydraten. Folgende Regeln können helfen, das Eßverhalten schrittweise zu normalisieren:
– Vermeidung einseitiger Ernährung und Zuführung eines ausgewogenen Nahrungsspektrums, welches neben Vitaminen, Mineralien und essentiellen Fettsäuren auch genügend Kohlenhydrate und Fett enthält.
– Essen zu regelmäßigen Mahlzeiten und Zwischenmahlzeiten.
– Soweit möglich in Gesellschaft an-

derer essen.
– Normale Geschwindigkeit des Essens (weder Hinunterschlingen noch zaghaftes Herumstochern im Essen).
– Entspannung beim Essen und Konzentration auf das Essen.

Eine Analyse des Eßverhaltens führt schnell in den Bereich der Emotionen. Zur Erfassung der funktionalen Zusammenhänge zwischen belastenden Ereignissen einerseits und pathologischem Eßverhalten andererseits hat es sich bewährt, Eßprotokolle führen zu lassen, in denen der Patient sowohl den situativen Kontext als auch sein Eßverhalten protokolliert und regelmäßig mit dem Therapeuten durchspricht. Sinn der Eßprotokolle ist nicht eine Zentrierung der Behandlung auf den Essensbereich, sondern die Aufdeckung funktioneller Zusammenhänge zwischen subjektiv belastenden Situationen und dem Eßverhalten. Bei genauer Kenntnis der vom Patienten als belastend empfundenen Situationen können in der Therapie angemessenere Problemlösestrategien entwickelt werden (s. u.).

2. Wahrnehmungstraining. Bei Störungen der interozeptiven, propriozeptiven und emotionalen Wahrnehmung bestehen Möglichkeiten eines gezielten Wahrnehmungstrainings. Dazu zählen körperorientierte Übungen, Video-Feedback von Körper und Bewegung, Schulung der interozeptiven und propriozeptiven Wahrnehmung im Rahmen einer Bewegungstherapie (z. B. nach *Feldenkrais/Hetz*) oder Tanztherapie sowie ein Training der emotionalen Wahrnehmung. Bei magersüchtigen, aber auch bei bulimischen Patientinnen führt die Konfrontation mit ihrem realen, auf Video aufgezeichneten Körper und der Körperbewegung häufig zu relativ starken emotionalen Reaktionen. Näheres über Wahrnehmungstraining bei eßgestörten Patienten findet sich bei *Vandereycken* und *Fichter* [3, 5].

3. Training des emotionalen Ausdrucks. Störungen des emotionalen Ausdrucks können in einem ersten Schritt durch Katharsisübungen und im nächsten Schritt durch ein systematisches gezieltes Training sozialer Kompetenz im „Rollenspiel" sowie in Übungen im angemessenen Ausdruck von Emotionen bearbeitet werden. Eine Störung des emotionalen Ausdrucks findet sich bei Anorexia und Bulimia nervosa in so gut wie allen Fällen. Der eßgestörte Patient hat gelernt, aufkommende negative Emotionen durch das pathologische Eßverhalten zu „harmonisieren" und auf diese Weise Angstgefühle und Spannung vorübergehend zu reduzieren. Die Wahrnehmung der tatsächlich vorliegenden Problemsituation und der belastenden Ereignisse ist meist diffus und unscharf. Im Rahmen der Eßstörung war eine Differenzierung auch nicht erforderlich, da bereits unterschwelliges diffuses Unbehagen undifferenziert zu pathologischem Eßverhalten führte. Die bisherigen Handlungsschablonen in belastenden Situationen waren ein „In-sich-Hineinfressen"; die Illusion von Selbstkontrolle wurde durch Fasten oder durch Gewichtsreduktion aufrechterhalten. Katharsisübungen können temporär entlasten, doch muß der Patient lernen, Konflikt- und Problemsituationen in ihrer Komplexität wahrzunehmen, um in sozial angemessener Weise und differenziert wirkliche Problemlösungen zu erreichen. Er muß in konkreten Übungssituationen lernen, sich anderen direkt und in akzeptabler Weise mitzuteilen, wenn er sich zurückgesetzt, ungerecht behandelt, eingeschränkt, gedemütigt oder gekränkt fühlt. Dieses Training reicht über ein weites Spektrum von einfachen Situationen (z. B. der Patient ärgert sich darüber, daß sich jemand am Fahrkartenschalter vordrängelt) bis hin zu komplizierten sozialen Situationen, die in Autoritätsbeziehungen und Partnerschaft auftreten können. Bei der Bearbeitung dieses Themas im Rahmen der Partnerschaft bewährt sich das von *Berlin* verfaßte Buch „Das offene Gespräch" [1].

4. Kognitive Therapie. Dysfunktionale, irrationale Gedanken, Überzeugungen und Werthaltungen lassen sich mit kognitiv-verhaltenstherapeutischen Maßnahmen behandeln. Häufige kognitive Fehler sind: 1. *Dichotomes Denken* nach dem „Alles-oder-Nichts-Prinzip". („wenn ich bei der Prüfung nicht als Bester abschneide, bin ich ein totaler Versager"). 2. *Übergeneralisierung:* dabei wird ein konkretes Ereignis in unzulässiger Weise auf einen ganzen Bereich übertragen („Ich bin unglücklich, daß mein Freund mich heute nicht angerufen hat. In der Vergangenheit haben mich alle Freunde verlassen. Ich werde nie einen Freund an mich binden können und immer unglücklich sein"). 3. *Personalisation:* dabei werden neutrale Umweltereignisse auf die eigene Person bezogen („Auf der Party haben mich alle Leute angeschaut. Sie dachten sicher, daß ich ein nichtswürdiger, unbeherrschter Mensch bin, weil ich mir am Buffet einen Nachschlag holte"). In der kognitiven Therapie werden dysfunktionale (irrationale) Gedanken sowie übergeordnete, sich aus den Gedanken ableitende allgemeine Überzeugungen und Werthaltungen identifiziert und die dabei vorliegenden Denkfehler im „sokratischen Dialog" aufgezeigt.

5. Partner- und Familientherapie. Soziokulturelle Faktoren (vermittelt über Schule, Familie und Medien), biologische Faktoren (im Sinne einer genetisch bedingten Vulnerabilität) und akute bzw. chronische Belastungen sind im Einzelfall in unterschiedlicher Gewichtung ätiologisch bedeutsam. Ausgeprägte chronische Belastungen im sozialen Umfeld sollten z. B. im Rahmen von Partner- oder Familiensitzungen bearbeitet werden. Eine über das Individuum (Patient) und eine Dyade (z. B. Patient und Mutter) hinausgehende systemische Betrachtung eines ganzen

Familiensystems bedeutet eine Erweiterung des Blickwinkels. Aus dem systemischen Blickwinkel stellt sich auch keine Frage nach der Schuld für die Erkrankung des Patienten, da nicht einzelne Personen, sondern ihre Beziehungen zueinander im Blickfeld sind. Partner- und familientherapeutische Sitzungen können dazu beitragen, bei jedem einzelnen das Verständnis für die Situation und Handlungsweise des anderen zu erhöhen. In Kommunikations- und Rollenspielübungen können Patient und Angehörige lernen, besser zuzuhören sowie negative und positive Gefühle in direkterer Weise dem anderen mitzuteilen.

6. Selbsthilfegruppen. Bei Passivität, mangelnder Übernahme von Verantwortung und bei unzureichendem Vertrauen in eigene Fähigkeiten sind die Aktivierung eigener Initiativen und Verantwortung sowie Übungen zur Selbstkontrolle/-regulation und die Anleitung zur aktivenTeilnahme an Selbsthilfegruppen von wesentlicher Bedeutung. Als überregionale Selbsthilfeorganisationen haben sich in der Bundesrepublik Deutschland der Aktionskreis Eß- und Magersucht e. V. (Cinderella), ANAD Selbsthilfe Anorexia-Bulimia nervosa e. V. und Overeater Anonymous (OA) etabliert.

Merksätze für die Praxis

Magersucht und im besonderen Maße bulimische Eßstörungen haben in den letzten beiden Dekaden in erheblichem Maß zugenommen. Für das Verständnis dieser Erkrankungen ist es sinnvoll, sie nicht primär als Störungen des Essens, sondern als Störungen der emotionalen Wahrnehmung und des angemessenen Ausdrucks von Gefühlen zu sehen.

1. In Tabelle 1 sind die gestörten Funktionen aufgeführt, die bei einem multimodalen Therapieansatz zu berücksichtigen sind.

2. Magersucht und Bulimia nervosa sind ernste psychische Erkrankungen. Langzeitverlaufsuntersuchungen bei Magersucht ergaben eine hohe Mortalitätsrate (10–18%). Psychotherapie und Rückfallprophylaxe können das Risiko für eine Chronifizierung der Erkrankung vermindern.

3. Die Wirksamkeit einer medikamentösen Therapie konnte für Magersucht im wesentlichen nicht nachgewiesen werden. Antidepressiva zeigen bei Bulimia nervosa eine statistisch signifikante Wirkung auf Eßstörungen und Depressivität. Bei intensiver Psychotherapie bei Bulimia nervosa scheinen Antidepressiva im allgemeinen keine zusätzliche Wirkung zu erzielen.

4. Die Wirksamkeit der Psychotherapie auf anorektische und bulimische Syndrome wurde in wissenschaftlichen Untersuchungen nachgewiesen. Der Schwerpunkt einer multimodalen Psychotherapie sollte auf einer Bearbeitung der Störungen der körperlichen und emotionalen Wahrnehmung sowie der Störungen des emotionalen Ausdrucks liegen.

Literatur
1. **Berlin, J.:** Das offene Gespräch. Pfeiffer Verlag, München 1984.
2. **Bruch, H.:** Eating Disorders: Obesity, Anorexia Nervosa and the Person Within. Basic Books, New York 1973.
3. **Fichter, M. M.:** Psychologische Behandlung bulimischer Syndrome. In: Fichter, M. M. (Hrsg.): Bulimia nervosa. Grundlagen und Behandlung. Ferdinand Enke Verlag, Stuttgart 1989.
4. **Mitchell, J. E. u. Mitarb.:** Intensive Outpatient Group Treatment for Bulimia. In: Garner, D. M., Garfinkel, P. E.: Handbook of Psychotherapy for Anorexia Nervosa und Bulimia. Guilford Press, London – New York 1985.
5. **Vandereycken, W.:** Körperschemastörungen und ihre Relevanz für die Behandlung der Bulimia. In: Fichter, M. M. (Hrsg.): Bulimia nervosa. Grundlagen und Behandlung. Ferdinand Enke Verlag, Stuttgart 1989.

Ernährung bei Eßstörungen
Monika Colling, G. Wolfram

Bulimia nervosa ist durch ein gestörtes Eßverhalten charakterisiert. Bulimikerinnen glauben an einer Sucht nach „Nahrungsmitteln", insbesondere Süßigkeiten, zu leiden. Sie beschränken sich in ihrer täglichen Nahrungszufuhr und vermeiden hierbei Lebensmittel, die sie als „ungesund" ansehen. Freßanfälle sind die Reaktion auf solche restriktiven Eßgewohnheiten [5].

Bulimikerinnen erleben ihr Eßverhalten als qualvoll und chaotisch. Sie sehen ihr Problem in erster Linie im Überessen und in der Furcht „dick" zu werden. Daraus entwickeln sich völlig falsche Vorstellungen bezüglich Ernährung und Gewichtskontrolle. Sie können Fragen wie „Was ist Hunger?", „Wieviel Nahrung ist genug?", „Was soll ich essen?" nicht mehr beantworten.

Ernährungsberatung setzt an diesen Gegebenheiten an. Sie beginnt mit einer detaillierten Ernährungsanamnese. Die Patienten werden u. a. gebeten, ein Ernährungstagebuch zu führen. In dieses sollen die verzehrten Speisen und Getränke sowie Häufigkeit und Dauer der Bulimieattacken eingetragen werden.

Untersuchung der Ernährungsgewohnheiten von Bulimiepatienten

Die folgenden Daten entstammen einer Studie [8], in der 30 Bulimikerinnen (nach DSM-III-Kriterien [1]) über drei Wochen ein 24-Stunden-Ernährungs-Protokoll führten. Die Patientinnen waren im Durchschnitt 27 Jahre alt und hatten ein Körpergewicht von 57 kg, entsprechend einem *Broca*-Referenzgewicht von 85%. Der Krankheitsbeginn lag durchschnittlich 6 Jahre zurück. 12 der Patientinnen nahmen zusätzlich Vitamin- und Mineralstoffpräparate (Tabelle 1).

Die meisten Patientinnen zeigten ein typisch „bulimisches" Eßverhalten mit Freßanfällen, meist beendet durch selbstinduziertes Erbrechen (Tabelle 2).

Die durchschnittliche Gesamtenergieaufnahme betrug 13 029 kJ

Tabelle 1: Einnahme von Vitamin- und/oder Mineralstoffpräparaten während des dreiwöchigen Untersuchungszeitraumes.

	regelmäßig	gelegentlich
Vitaminpräparat	4	3
Mineralstoffpräparat	2	2
Kombination beider	1	0
keine Einnahme	18	

Ernährung bei Eßstörungen

Tabelle 2: Anzahl der Patientinnen, die während des dreiwöchigen Untersuchungszeitraumes Freßanfälle, Erbrechen und Laxanzieneinnahme angaben.

	Freßanfall	Erbrechen	Laxanzien
mehrmals am Tag	8	14	3
einmal am Tag	7	4	1
mehrmals die Woche	8	3	2
einmal die Woche	5	5	–
nie während des Untersuchungszeitraumes	2	4	24

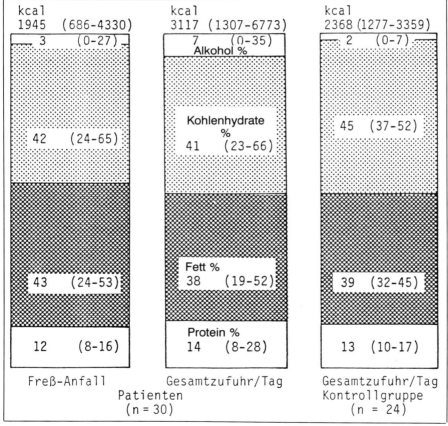

Abb. 1: Energie- und Nährstoffzufuhr bei Patientinnen mit Bulimie während eines Freßanfalls und insgesamt während eines Tages im Vergleich zu einer gleichaltrigen Kontrollgruppe. Die Zahlen geben den Mittelwert sowie die Minimal- und Maximalwerte an.

(3117 kcal) (Abb. 1). Proteine lieferten 14% der Gesamtenergie, Fett 38% und Kohlenhydrate 41%. Während der Freßanfälle betrug die Energieaufnahme dagegen im Durchschnitt 8111 kJ (1945 kcal), die sich aus 12% Protein, 43% Fett und 42% Kohlenhydraten zusammensetzten. Während der „normalen" Ernährung lieferte Alkohol 7% der Gesamtenergie, während der Freßanfälle dagegen 3%. Alkoholische Getränke wurden also bei den Heißhungeranfällen nicht bevorzugt konsumiert. Die gesamte Flüssigkeitszufuhr betrug durchschnittlich 1200 ml pro Tag.

Trotz einer hohen Energieaufnahme sind die Bulimikerinnen nicht in der Lage, ihren Vitamin- und Mineralstoffbedarf sicher zu decken. Etwa die Hälfte der Patientinnen erreicht nicht die entsprechenden Empfehlungen der Deutschen Gesellschaft für Ernährung (DGE) [4] für Vitamin B1, B6, C und Folsäure (Tabelle 3). Ähnliches gilt für die tägliche Zufuhr an Eisen und Zink (Tabelle 4). Bei der Beurteilung dieser Zahlen muß berücksichtigt werden, daß die DGE-Empfehlungen nicht dem Mindestbedarf des jeweiligen Nährstoffs entsprechen. Sie enthalten immer einen Sicherheitszuschlag, um den individuellen Schwankungen innerhalb der Bevölkerung Rechnung zu tragen [4]. Daher bedeutet eine unterhalb der DGE-Empfehlung liegende tägliche Nährstoffzufuhr nicht zwangsläufig Mangelversorgung mit diesem Nährstoff. Die Versorgung der Bulimikerinnen kann deshalb trotz einer unter der Empfehlung liegenden Zufuhr im Einzelfall bedarfsdeckend sein, sie ist aber nicht optimal. Berücksichtigt man, daß ein Teil der zugeführten Speisen wieder erbrochen wird, ist die Versorgung schlechter als ein Vergleich der Zahlen in den Tabellen 3 und 4 zunächst vermittelt.

Tabelle 3: Tägliche Vitaminzufuhr während des dreiwöchigen Untersuchungszeitraumes.

Vitamin		durchschnittl. Zufuhr	DGE-Empfehlung*
B1	mg/d	1,3	1,7
B2	mg/d	1,7	1,9
B6	mg/d	1,6	2,0
Folsäure	µg/d	168,0	320,0
B12	µg/d	5,4	5,0
Vitamin C	mg/d	80,0	107,0
Vitamin A	mg/d	0,7	1,0
Vitamin D	µg/d	4,4	5,0
Vitamin E	mg/d	12,7	13,0

(*DGE-Empfehlung für 19- bis 50jährige Frauen)

Tabelle 4: Tägliche Zufuhr an Mineralstoffen und Spurenelementen während des dreiwöchigen Untersuchungszeitraumes.

Nährstoff		durchschnittl. Zufuhr	DGE-Empfehlung*
Na	g/d	3,4	2–3
Cl	g/d	4,7	3–5
K	g/d	3,2	3–4
Ca	mg/d	1703,0	800,0
P	mg/d	1608,5	800,0
Mg	mg/d	395,8	300,0
Fe	mg/d	16,0	18,0
Zn	mg/d	11,2	15,0

(*DGE-Empfehlung für 19- bis 50jährige Frauen)

Ernährungsberatung

Die vorgestellten Ergebnisse bieten Ansatzpunkte für die Ernährungsberatung von Patienten mit Bulimie. Die Ernährungstherapie hat das Ziel, die Bulimikerinnen an eine vollwertige Ernährung heranzuführen. Diese ist in den „10 Regeln" der DGE zusammengefaßt (Abb. 3) [3]. Dabei muß sich die Einstellung zur Nahrungsaufnahme und ihren Wirkungen grundsätzlich ändern.

Aufstellung eines Mahlzeitenplans. In jedem Einzelfall werden durch Gespräche, durch eine gezielte Ernährungsanamnese und durch die Auswertung von Ernährungsprotokollen Informationen über das Ernährungsverhalten der Patientin gesammelt. Diese werden analysiert und mit der Patientin durchgesprochen. Dann wird ein abwechslungsreicher Mahlzeitenplan entworfen, welcher drei Hauptmahlzeiten und zwei oder mehrere Zwischenmahlzeiten enthält. Die Verteilung der Nahrungsaufnahme auf mehrere Mahlzeiten ermöglicht das Erleben eines angenehmen Sättigungsgefühls im Gegensatz zu dem nach Bulimieattacken vorherrschenden und als unangenehm empfundenen Völlegefühl. Außerdem sind die Zeitabstände zwischen den Mahlzeiten so bemessen, daß keine Heißhungergefühle aufkommen.

Mit Hilfe dieses Mahlzeitenplans sollen sich die Bulimikerinnen wieder an ein strukturiertes Eßverhalten gewöhnen [2]. Er ermöglicht das Wiedererlernen der Kontrollmechanismen von Hunger und Sättigung. Bei Einhaltung des Mahlzeitenplans kann den Patientinnen gezeigt werden, daß sich ihr Körpergewicht – nach einer anfänglich möglichen Gewichtszunahme – auch ohne restriktive Maßnahmen stabilisiert.

Selbständige Gestaltung des Speiseplans. Der Mahlzeitenplan darf allerdings nicht die Form eines strikten Diätplans annehmen. Deshalb ist eine Lebensmittelaustauschliste nützlich, die bei Freßanfällen bevorzugte Lebensmittel gleichartigen, aber höherwertigen Lebensmitteln gegenüberstellt. Die Bulimikerinnen werden aufgefordert, Lebensmittel gleichen Energiegehalts gegeneinander auszutauschen. Bei dem vorgestellten Patientenkollektiv sind „gefürchtete" Lebensmittel z. B. fette Wurst und fette Süßigkeiten (Abb. 2). Das Abwechseln zwischen „gefürchteten" und bevorzugten Lebensmitteln hilft, Sicherheit in der Gestaltung des Speiseplans zu gewinnen, Entbehrungsgefühle zu reduzieren und damit Heißhungeranfälle zu vermeiden. In diesem Zusammenhang können auch fehlerhafte Ansichten zur Nahrung korrigiert werden. Die hier untersuchten Bulimikerinnen sind der Ansicht, während ihrer Freßanfälle kohlenhydratreiche Lebensmittel zu bevorzugen [8]. Sie zählen hierzu Schokolade und Gebäck. Deren hohe Energiedichte stammt aber aus dem hohen Fettgehalt. Bulimiker müssen lernen, kohlenhydrat- und ballaststoffreiche Lebensmittel, wie Gemüse, Obst, Kartoffeln und Vollkornprodukte, täglich zu essen. Nur so läßt sich der tägliche Vitamin- und Mineralstoffbedarf decken und nicht, wie aufgezeigt, durch Lebensmittel mit einem hohen Energiegehalt in Form von Zucker, Fett und Alkohol. Bei Einhaltung der Ernährungsvorschläge wird die zusätzliche Einnahme von Vitamin- und Mineralstoffpräparaten überflüssig.

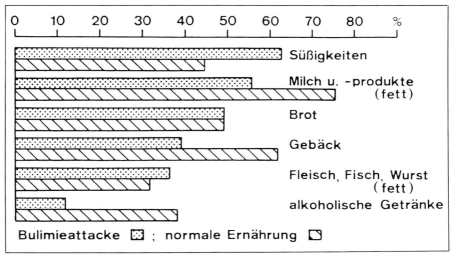

Abb. 2: Häufigkeitsverteilung einer Auswahl von Lebensmitteln aus den Erhebungsbögen von Patientinnen mit Bulimie [8].

Ernährung bei Eßstörungen

10 Regeln für eine vollwertige Ernährung

1. Vielseitig – aber nicht zuviel

Abwechslungsreiches Essen schmeckt und ist vollwertig.
Je vielfältiger und sorgfältiger Sie Ihren Speiseplan zusammenstellen, desto besser läßt sich eine mangelhafte Versorgung mit lebensnotwendigen Nährstoffen oder eine Belastung durch unerwünschte Stoffe in der Nahrung vermeiden. Und was die Nahrungsmenge bzw. die Joule oder Kalorien betrifft: Essen Sie gerade soviel, daß Sie kein Über- oder Untergewicht bekommen. Das erstrebenswerte Sollgewicht entspricht etwa dem Wert »Körpergröße in Zentimeter minus 100 (kg)«. Wiegen Sie sich regelmäßig.

2. Weniger Fett und fettreiche Lebensmittel

denn zuviel Fett macht fett.
Fett liefert doppelt so viele Joule bzw. Kalorien wie die gleiche Menge an Kohlenhydraten oder Eiweiß. Übergewicht und viele Krankheiten können die Folgen zu fettreicher Ernährung sein.

3. Würzig aber nicht salzig

Kräuter und Gewürze unterstreichen den Eigengeschmack der Speisen.
Zuviel Salz übertönt hingegen viele Geschmackseindrücke und kann zur Entstehung von Bluthochdruck beitragen. Bevorzugen Sie deshalb Kräuter und Gewürze. Wo Sie dennoch auf Salz nicht verzichten können, verwenden Sie Jodsalz, um dem weitverbreiteten Jodmangel vorzubeugen.

4. Wenig Süßes

Zu süß kann schädlich sein!
Zucker und Süßigkeiten können Karies verursachen. Zuviel Zucker wird vom Körper in Fett umgewandelt und in Form von Fettpolstern gespeichert. Zudem werden bei hohem Zuckerkonsum nährstoff- und ballaststoffreiche Lebensmittel vom Speiseplan verdrängt.

Abb. 3: Empfehlungen der Deutschen Gesellschaft für Ernährung für eine ausgewogene und vollwertige Ernährung.

Ernährung bei Eßstörungen

5. Mehr Vollkornprodukte

Sie liefern wichtige Nährstoffe und Ballaststoffe
Vollkornprodukte, z. B. Vollkornbrot, Naturreis, Getreidegerichte, Vollkornnudeln, Haferflocken oder Müsli enthalten günstige Kohlenhydrate. Neben den für die Verdauung wichtigen Ballaststoffen liefern sie zusätzlich Vitamine, Mineralstoffe und Spurenelemente.

6. Reichlich Gemüse, Kartoffeln und Obst

Diese Lebensmittel gehören in den Mittelpunkt Ihrer Ernährung.
Essen Sie täglich Frischkost in Form von frischem Obst, Rohkost und Salaten, aber auch Gemüse und Kartoffeln. Wählen Sie auch öfter Hülsenfrüchte. Mit diesen Lebensmitteln erhalten Sie Vitamine, Mineralstoffe, Spurenelemente und Ballaststoffe.

7. Weniger tierisches Eiweiß

Pflanzliches Eiweiß ist so wichtig wie tierisches Eiweiß.
Pflanzliches Eiweiß in Kartoffeln, Hülsenfrüchten und Getreide ist günstig für eine vollwertige Ernährung. Auch Milch, fettarme Milchprodukte und vor allem Fisch sind wertvolle Eiweißlieferanten.

8. Trinken mit Verstand

Ihr Körper braucht Wasser, aber keinen Alkohol.
Mindestens eineinhalb bis zwei Liter Wasser pro Tag benötigt Ihr Körper. Löschen Sie Ihren Durst mit Wasser bzw. Mineralwasser, Gemüsesäften, ungesüßtem Früchtetee und verdünnten Obstsäften, in Maßen auch mit ungesüßtem schwarzen Tee oder Kaffee.

9. Öfter kleinere Mahlzeiten

Das bringt Sie in Schwung und mindert Leistungstiefs.
Essen Sie anstatt der üblichen drei Hauptmahlzeiten besser fünf kleinere Mahlzeiten. Große Mahlzeiten belasten die Verdauungsorgane und machen müde.

10. Schmackhaft und nährstoffschonend zubereiten

Garen Sie kurz mit wenig Wasser und Fett
Durch zu lange Lagerung, falsche Vorbereitung, zu langes Kochen, Wiederaufwärmen und durch die Verwendung von zuviel Wasser beim Garen werden viele lebensnotwendige Nährstoffe zerstört und ausgelaugt.

Zusätzliche Ratschläge. Neben dem Vermitteln von Ernährungswissen sollen die Patientinnen auch praktische Hinweise erhalten, mit denen sie ihr Eßverhalten regulieren können [2]:

- Iß zu Hause am Eßtisch, möglichst nicht in der Küche.
- Richte die Speisen möglichst immer auf einem Teller an.
- Nimm Dir Zeit zum Essen.
- Stochere nicht im Essen herum.
- Vermeide es, Mahlzeiten zu verschieben oder ausfallen zu lassen.
- Iß sooft wie möglich mit anderen Personen.

Den Patientinnen muß klar gemacht werden, daß es unrealistisch ist, ein sofortiges Aufhören der bulimischen Symptomatik zu erwarten. Sie müssen auf gelegentliche Rückschläge vorbereitet werden und dürfen diese nicht als völligen Mißerfolg werten.

Wichtig ist es auch, den Bulimikerinnen die körperlichen Komplikationen der Bulimia zu verdeutlichen. Sie müssen erkennen, daß der Abusus von Laxanzien und Diuretika zu unerwünschten Nebenwirkungen, nicht aber zu einer Verringerung der Energieaufnahme führt [6, 7].

Anschließend stellt sich noch die Frage, welche Rolle die Ernährungsberatung als Behandlungsmethode für Patienten mit Bulimia nervosa spielt. In der wissenschaftlichen Literatur liegen über deren Effektivität zu wenig Studien vor. Dennoch sollte die Therapie der Bulimie immer mit Ernährungsberatung kombiniert werden, denn innerhalb jeglicher Therapie muß auch die Wiederherstellung eines normalen Eßverhaltens angestrebt werden.

Literatur

1. **American Psychiatric Association:** Diagnostic and statistical manual of mental disorders, 3. Aufl., Washington, D. C. 1980.
2. **Beaumont, P. J. V. u. Mitarb.:** Ernährungsberatung in der Behandlung der Bulimia. In: M. M. Fichter (Hrsg.): Bulimia nervosa, Ferdinand Enke Verlag, Stuttgart 1989.
3. **Deutsche Gesellschaft für Ernährung:** 10 Regeln für eine vollwertige Ernährung. Frankfurt.
4. **Deutsche Gesellschaft für Ernährung:** Empfehlungen für die Nährstoffzufuhr. Frankfurt 1985.
5. **Fichter, M. M.:** Magersucht und Bulimia. Springer Verlag, Heidelberg 1985.
6. **Forth, W., Riemann, J., Schmidt, H.:** Abführmittel unbedenklich für die Selbstbehandlung? Dtsch. Ärzteblatt 38 (1979) 2391–2396.
7. **Tauber, O.:** Schäden nach Langzeitbehandlung mit Laxantien. Deutsche Apotheker Zeitung 119 (1979) 1023–1026.
8. **Wöll, Ch. u. Mitarb.:** Eating behaviour of patients with bulimia nervosa. International Journal of Eating Disorders 8 (1989) 557–568.

Selbsthilfegruppen für Eßgestörte

Evelyn Brunner

Zur Entstehung von Selbsthilfegruppen für Eßgestörte in der Bundesrepublik Deutschland

Selbsthilfegruppen für Eßgestörte entstanden in Deutschland Ende der 70er bis Mitte der 80er Jahre. Es gab damals wenig Behandlungsmöglichkeiten und Informationen über Eßstörungen, aber viele Betroffene, die die Idee der Selbsthilfe begeistert aufgriffen. Erste Gruppen im Eßstörungsbereich wurden nach Prinzipien der AA (Anonyme Alkoholiker) aufgebaut. Sie nannten sich OA (Overeaters anonymous). Hier trafen sich vor allem Übergewichtige. Andere Betroffene wollten Selbsthilfegruppen aufbauen, die nach den damals erschienenen Anti-Diät-Büchern von S. Orbach [3] arbeiteten. Diese ersten Initiativen scheiterten zum Teil an mangelnder Information und Koordination. 1984 wurde deshalb mit der Unterstützung der Universitäts-Nervenklinik München ein Selbsthilfekontakttreffen von einem Arbeitsteam organisiert, das aus ehemaligen und zum Teil noch Betroffenen, Angehörigen und Fachleuten bestand. Ziel war es, Möglichkeiten der Selbsthilfe einer breiten Öffentlichkeit zugängig zu machen, Selbsthilfegruppen zu initiieren und koordinieren. Hintergrund des Teams waren eigene positive Erfahrungen mit Selbsthilfe und Informationen aus den USA über die effektive Arbeit von Selbsthilfegruppen. Zu dem Treffen kamen über 500 Personen, es entstanden ca. 30 Selbsthilfegruppen. Kurze Zeit später wurden zwei weitere Selbsthilfeorganisationen, ANAD und der Aktionskreis Eß- und Magersucht „Cinderella", gegründet.

Möglichkeiten der Selbsthilfe

Für viele Betroffene ist der Schritt, sich in fachliche Behandlung zu begeben, schwierig. Ursache hierfür ist meist Angst – Angst in die Schublade „krank = abnorm" gesteckt zu werden, d. h. Angst, daß zur eigenen, meist bereits erfolgten inneren Stigmatisierung weitere äußere Stigmatisierung hinzukommt, und damit das oft geringe Selbstwertgefühl noch mehr bedroht wird. Im Fall von Übergewichtigen kann dies beispielsweise so lauten: „Ich bin nicht liebenswert, weil ich so dick bin. Andere halten mich für träge, weil Dicke träge sind. Und jetzt soll ich mir auch noch sagen lassen, daß ich einen „psychischen Knacks" habe. Das geht zu weit, das schaffe ich nicht." Hinzu kommt die nächste Angst, daß das über die Symptomatik mühsam aufrechterhaltene Selbstwertgefühl durch die vermutete Notwendigkeit der Symptomaufgabe ganz ins Wanken gerät. Eine weitere Rolle spielen Ängste vor neuen Autoritätspersonen, die sagen „wo es langzugehen hat", da durch sie die in der Symptomatik oft mühsam erkämpfte, vermeintliche Autonomie bedroht scheint. Hingegen heißt Kontakt zur Selbsthilfe aufnehmen, andere Betroffene kennenlernen und damit ein Umfeld finden, das zunächst leichter gegenseitige Akzeptanz ermöglicht, was letztlich einen stabilisierenden Effekt auf das Selbstwertgefühl hat. Kontakt zur Selbsthilfe heißt zunächst auf unbürokratischem Weg und ohne weitere Verpflichtung andere kennenzulernen und damit einen Schritt aus Heimlichkeit, Isolation und Scham heraus zu tun. Durch die Möglichkeit telefonischer oder brieflicher Kontaktaufnahme oder durch das Aufsuchen eines Selbsthilfebüros, um dort Informationen zu sammeln oder an einer Informationsveranstaltung teilzunehmen, können Ängste graduell abgebaut werden. Indem in der Selbsthilfe Zeit und Raum gegeben wird, Bedenken, Gefühle und Vorbehalte zu äußern, kann Vertrauen wachsen und über das Gespräch mit Betroffenen, die bereits auf dem Weg der Heilung sind, wachsen Zuversicht und die Neugier, was diesen geholfen hat. Dies sind am Anfang meist: offen und ehrlich werden, Hilfe annehmen, aus Rückfällen lernen und Therapieerfahrungen. Selbsthilfe baut Brücken zwischen Betroffenen und Therapeuten, indem Betroffene durch die Identifikation mit Menschen, die auf dem Weg der Heilung sind, motiviert werden, sich selbst zu verändern und Hilfe anzunehmen. Ein weiterer Schritt bei Menschen mit Eßstörungen: ihre Sozialisation beinhaltet oft die Lernerfahrung, „nur wenn ich stark bin, werde ich geliebt". Fehler eingestehen, Schwäche zeigen, ist für viele zunächst tabuisiert und wird erst über die gemeinsame Gruppenerfahrung als spannungsreduzierend erlebt.

Gemeinsame Ziele von Selbsthilfe und Therapie sind: Weniger selbstzerstörerische Verhaltensweisen lernen, befriedigendere Beziehungen und positivere Einstellungen finden sowie erfolgreiche Problembewältigungsstrategien lernen. Hier können sich Selbsthilfe und Therapie ergänzen. Therapiebegleitend können Betroffene ein *soziales Netzwerk* aufbauen, in dem Coping-Strategien aktiv eingeübt werden können.

Beispiel: In der Therapie wird deutlich, daß Heißhungeranfälle durch Gefühle von Einsamkeit und Langeweile ausgelöst werden. Speziell an Abenden und Wochenenden kommt es zu Rückfällen. Der Patient hat kaum Sozialkontakte. Selbsthilfe bietet hier Kontaktmöglichkeiten an. Werden diese angenommen, kann dies bedeuten, mit anderen die Freizeit zu gestalten und kreative Möglichkeiten der Freizeitgestaltung kennenzulernen. Der nächste Therapieschritt kann dann sein, bei auftretenden Konflikten nicht wieder den Weg in die Isolation einzuschlagen, sondern Konfliktlösungsstrategien zu erarbeiten. Nimmt die Patientin die Kontaktmöglichkeit der Selbsthilfe nicht an, kann in der Therapie oft schneller an ihren Ängsten und Widerständen gearbeitet werden. Nicht selten werden in Selbsthilfegruppen Therapieabbrüche, die aufgrund entstandener Resignation oder auch aus Angst vor der Bearbeitung von Konflikten geplant wurden, aufgefangen. Andere Betroffene sind Experten für Eßstörungen und nehmen Fluchttendenzen, Lügen und Rückfälle schnell wahr. Sie konfrontieren und ermutigen, den eingeschlagenen Weg der direkten Konfliktlösung weiterzugehen und auch bei Problemen Ausdauer zu entwickeln, aus Krisensituationen zu lernen und nicht in alte quälende Muster zu verfallen.

Selbsthilfe als Nachsorge heißt langfristig ein soziales Netzwerk zu haben, in dem Aussprachemöglichkeit über Alltagsprobleme besteht, was neben der spannungsreduzierenden Wirkung auch heißt, die Wahrnehmungsfähigkeit für problemauslösende und -aufrechterhaltende Faktoren weiterhin zu schulen und gemeinsam mit anderen alternative Verhaltensmöglichkeiten zu finden. So ist zum Beispiel für viele der Schritt aus einer stationären Behandlung heraus schwierig: Alltagsprobleme sind wieder real vorhanden und Verhaltensweisen, die im geschützten Klinikrahmen erarbeitet wurden, sollen in die Tat umgesetzt werden. Der Beginn einer ambulanten Therapie verzögert sich, da viele Therapeuten lange Wartelisten haben, erste Schwierigkeiten werden nicht so gemeistert wie erwartet, Trost wird erneut im Essen gesucht und es tritt das alte Schwarz-Weiß-Denken auf: „Es war alles umsonst!" Selbsthilfe hilft hier oft Brücken zu überschreiten, wenn sie aktiv benutzt wird: Alltagsprobleme nicht erneut runterschlucken, sie anderen anvertrauen und über deren Erfahrungen und Fähigkeiten eigene Bewältigungsstrategien erarbeiten, statt in alte Muster der Selbstüberforderung und Resignation zu verfallen. Ehrenamtliche Mitarbeit in einer Selbsthilfeorganisation ist ein weiterer wichtiger Aspekt der Selbsthilfe. Statt arbeitslos zu Hause zu sitzen und sich wertlos zu fühlen, kann ein Bereich für Aktivität und Verantwortung gefunden und damit Minderwertigkeitsgefühle, Lustlosigkeit und Selbstmitleid aufgefangen werden. Über sinnvoll erlebtes Engagement können Selbstvertrauen und das Gefühl von Eigenwert wachsen. Arbeitstechniken können in einem angstfreieren Rahmen erprobt werden. Durch die Bearbeitung fachlicher Information für Selbsthilfetexte werden oftmals rationale Überzeugungen und Meinungen in Frage gestellt und einer Revision zugänglich. Menschen mit Eßstörungen neigen oft zu perfektionistischer Arbeitsweise und zur Übernahme von zu vielen Aufgaben, oft auf dem Hintergrund von Lebenserfahrungen, die „Liebe durch Ehrgeiz ersetzt haben" oder aus Angst, Nein zu sagen. Mitarbeit in Selbsthilfeorganisationen bietet aus therapeutischer Sicht ein Fludding: Zu häufiges Ja sagen führt zu Unzuverlässigkeit und letztlich Konfrontation mit anderen. Durch Übernahme neuer Verantwortungsbereiche, wie Öffentlichkeitsarbeit, Kontakte zu Institutionen, kann das Bild des eigenen Selbst erweitert, soziale Defizite abgebaut werden. Oftmals werden Fachleute zur Information und zum gegenseitigen Erfahrungsaustausch eingeladen. Im Selbsthilferahmen werden solche „Autoritätspersonen" angstfreier und menschlicher erlebt, was wiederum die Bereitschaft zur Auseinandersetzung und das Gefühl, ernst genommen zu werden, verstärkt und bisweilen auch ein Aufgeben der Rolle des „Therapeutenkillers" zur Folge hat.

Selbsthilfe heißt somit Prävention, Motivation, Information, Therapieergänzung und Nachsorge. Selbsthilfe kann auch heißen, über die Betrachtung des eigenen individuellen Krankheitsgeschehens hinauszugehen, gesellschaftliche Zusammenhänge zu erkennen. Dies kann im Bereich von Eßstörungen speziell Auseinandersetzungen mit Konsumverhalten, mit der Beeinflussung durch Medien und spezifisch weiblichen oder männlichen Rollenbildern in unserer Gesellschaft bedeuten.

Grenzen der Selbsthilfe

Menschen mit Eßstörungen neigen unter anderem zu Überanpassung, hoher Erwartungshaltung und einem Alles-oder-Nichts-Denken. Ihre Ausdauer ist oft gering. Konflikte werden im problematischen Eßverhalten ausgetragen, statt direkt gelöst. Sie haben viel Angst vor Ablehnung und brauchen Zeit, um Vertrauen aufzubauen. Diese Zeit lassen sie sich selbst oft nicht. Häufig ist der erste Besuch einer Selbsthilfegruppe mit der Erwartung an „totale Harmonie" oder „sofortige Symptombesserung" verbunden. Die reale Erfahrung ist bei solcher Erwartungshaltung frustrierend. Flucht ins Essen und Verlassen der Gruppe scheinen dann leichter, als Bedürfnisse, Ärger, Enttäuschung zu äußern – schließlich will man anderen ja nicht weh tun – und nach Lösungen zu suchen. Erste negative Erfahrungen mit Selbsthilfe können zunächst resignative Muster verstärken und den Prozeß der Genesung verzögern. Aus unserer Erfahrung heraus suchen solche Menschen – wenn auch oft erst nach langer Zeit und weiteren negativen Erfahrungen – fachliche Hilfe auf. Fachleute können hier ihrerseits Selbsthilfe stützen, indem sie über Möglichkeiten und Grenzen der Selbsthilfe informieren, zur Ausdauer ermutigen und auch über die unterschiedlichen Ansätze der verschiedenen Selbsthilfegruppen informieren. Personen, die mit bestimmten Aspekten einer Selbsthilfeorganisation oder -gruppe Schwierigkeiten haben, finden sich oft bei einer anderen Selbsthilfeorganisation besser zurecht. Selbsthilfe weist durch Wegbleiben von Gruppenmitgliedern und wechselnde ehrenamtliche Mitarbeiter wenig Kontinuität auf. Menschen, die sich als geheilt sehen, wollen zunächst einmal nichts mehr mit Eßstörungen zu tun haben, so daß es vorkommen kann, daß in einer Gruppe all jene zusammen sind, die noch tief in ihrer Problematik stecken und sich gegenseitig weder Mut machen, noch Wege aus der Krise aufzeigen können. Solche Gruppen lösen sich entweder auf, da einige dann doch eine Therapie beginnen, oder es werden Fachleute hinzugezogen. Die Selbsthilfeorganisationen ANAD und Cinderella bieten in solchen Fällen Gruppenanleitungen ehrenamtlicher Mitarbeiter.

Überfordert sind Selbsthilfeorganisationen oftmals durch finanzielle, organisatorische und verwaltungstechnische Anforderungen. Die Veröffentlichung von Selbsthilfeadressen hat oft eine Flut von brieflichen und telefonischen Anfragen zur Folge, deren Beantwortung nicht von Betroffenen allein erfolgen kann, insbesondere dann nicht, wenn sie gerade in einer Krise stecken. Neu ehrenamtlich Tätige können nicht immer gut eingearbeitet werden, andere fühlen sich durch die dreifache Belastung durch Haushalt, Beruf und ehrenamtliche Tätigkeit überfordert. Hier entstehen Frustration und Resignation, die Selbsthilfe allein nicht auffangen kann. Nötig ist hier immer wieder Aufklärung, daß Selbsthilfe ehrenamtliche Tätigkeit heißt und nicht immer zuverlässig und schnell Informationen liefern kann, sowie die Information, daß Selbsthilfe kein Therapieersatz ist. Bei der Beschaffung von Geldern und von Hilfsmitteln brauchen Selbsthilfeorganisationen die Unterstützung und Beratung durch professionelle Einrichtungen und Mitarbeiter. Unterstützung von Fachleuten beim Erstellen von Informationsmaterial, Spenden (Büromaterial, Geld) sind genauso nötig, wie die Koordination der ehrenamtlichen Helfer durch kontinuierlich anwesende Mitarbeiter.

Selbsthilfeorganisationen

Es gibt in Deutschland 3 Selbsthilfeorganisationen für Menschen mit Eßstörungen und deren Angehörige. Daneben gibt es über Beratungsstellen und Krankenkassen initiierte Selbsthilfegruppen.

Overeaters Anonymous (Anonyme Eßsüchtige). Die ersten Selbsthilfegruppen, die 1978 in Deutschland entstanden, waren OA-Gruppen. OA-Gruppen arbeiten nach dem gleichen Prinzip wie die Anonymen Alkoholiker [4]. OA sieht sich als spirituelles Programm, das mit 12 Schritten arbeitet und auf innere Veränderung abzielt. Wesentliche Prinzipien sind: täglich neu beginnende 24stündige Abstinenz, wobei dies, was das konkrete Eßverhalten betrifft, unter anderem bedeuten kann: einen bestimmten Ernährungsplan einhalten, nicht zwischen den geplanten Mahlzeiten essen und Lebensmittel, die zu Heißhungeranfällen führen können, vermeiden. Abstinenz heißt in weiterem Sinn, Kapitulation vor einer Macht, die größer ist als man selbst, Änderung der Haltung dem Leben gegenüber und Freiheit von negativem Denken. Weitere Prinzipien sind: Anonymität (mit dem Ziel, Besitz und Prestige als bedeutungslos für den Prozeß der Genesung zu sehen) und Sponsorschaft. Ein Sponsor verpflichtet sich zu Abstinenz und ist für jemanden, der nicht abstinent ist, im Extremfall 24 Stunden am Tag Ansprechpartner. Motto ist hierbei auch: such Dir einen Sponsor, der das hat, was Du möchtest und frag ihn, wie er das erreicht hat. OA-Meetings finden häufig in kirchlichen Räumen statt. Sie haben das Ziel, durch gegenseitige Identifikation gemeinsame Probleme zu erkennen und über den Weg der 12 Schritte zu einer veränderten Haltung dem Leben gegenüber zu kommen. OA definiert Eßstörung als geistige, seelische und körperliche Krankheit, bei der Abstinenz, d. h. Symptomaufgabe, erst ermöglicht, sich mit den eigentlichen Krankheitsursachen auseinanderzusetzen. Diese werden in erster Linie nicht in gesellschaftlichen und familiären Verhältnissen gesucht, sondern im Betroffenen selbst. Für OA können Eßstörungen durch Abstinenz zum Stillstand gebracht werden. Der Prozeß der Genesung dauert lebenslang. OA ist nicht mit öffentlichen Institutionen, Organisationen oder Ideologien verbunden. OA erhebt keine Mitgliedsbeiträge, die Finanzierung erfolgt rein aus Spenden der Mitglieder. OA nimmt keine Stellung zu Fragen außerhalb der Gemeinschaft.

Alle zwei Jahre finden OA-Informationsmeetings statt, zu denen auch Fachleute und Medien eingeladen werden. Für Angehörige gibt es O-ANON-Gruppen.

Weitere Selbsthilfeorganisationen.
1984 wurden in München zwei weitere Selbsthilfeorganisationen gegründet: ANAD (**A**norexia **n**ervosa and **a**ssociated **d**isorders) und der Aktionskreis Eß- und Magersucht „Cinderella". Beide Organisationen haben Kontaktbüros in München, in denen Hilfesuchende Informationen erhalten und Räume für Selbsthilfegruppen zur Verfügung gestellt bekommen. Beide Organisationen integrieren in ihre Arbeit Fachleute, indirekt Betroffene sowie Betroffene und finanzieren sich über Spenden, Mitgliedsbeiträge und öffentliche Gelder. Als Aufgabenbereiche neben Initiierung und Koordination von Selbsthilfegruppen sehen sie Informationsmaterial herausgeben, Öffentlichkeitsarbeit leisten, Unterstützung von Forschungsvorhaben.

ANAD entstand 1976 in den USA. Hauptinitiatorin von ANAD in Deutschland war die Mutter eines Sohnes mit Eßstörung, die in den USA bei ANAD Hilfe und Unterstützung erfahren hatte. ANAD hat neben Gruppen für Betroffene auch gemischte Gruppen von Betroffenen und Angehörigen. ANAD-Gruppen werden angeleitet. Leiter können ehemalige Betroffene, indirekt Betroffene oder Studenten sozialer Fachrichtungen sein. Hauptfunktion der Leitung ist es, für Kontinuität zu sorgen. ANAD arbeitet mit 8 Schritten, die unter anderem das Eingeständnis, eine Eßstörung zu haben, die Bereitschaft zur Suche nach tieferliegenden Ursachen der Eßstörung und die Notwendigkeit kleiner Zielsetzungen zur Veränderung selbstzerstörerischer Einstellungen und Verhaltensweisen beinhalten [1]. ANAD hat bisher meist offene Gruppen, d. h. neue Mitglieder können meist ohne Wartezeit aufgenommen werden. Ein wesentlicher Schwerpunkt von ANAD liegt in der Angehörigenarbeit.

Der *Aktionskreis Eß- und Magersucht „Cinderella"* arbeitet ohne Schritte, da hier davon ausgegangen wird, daß der Schritt in die Selbsthilfe bereits – wenn auch oft nur ansatzweise – das Eingeständnis einer Eßstörung beinhaltet. Das Progamm könnte folgendermaßen beschrieben werden: Öffnung, Vertrauen, Wahrnehmen, neues Lernen über Versuch und Irrtum, sowie durch Imitationslernen, Konfliktlösungen finden. Es wird davon ausgegangen, daß gute Information eine wesentliche Hilfe zur Entscheidungsfindung bedeuten kann und damit Autonomie unterstützt. Beginnende Gruppen erhalten nur auf eigenen Wunsch eine 5- bis 6malige Anleitung, die im wesentlichen darauf basiert, Kommunikationsfähigkeit und -bereitschaft zu erhöhen, irrationale Erwartungen an Selbsthilfe abzubauen und das Vertrauen untereinander zu fördern [2]. Gruppen arbeiten so lange als geschlossene Gruppen, bis von ihnen selbst die Bereitschaft zur Aufnahme neuer Mitglieder geäußert wird. Anleitung wird überwiegend von ehemaligen Betroffenen oder Praktikanten sozialer Studienzweige gemacht. Zusätzlich erhalten die Gruppen Adressen von Fachleuten, die bereit sind, in Krisensituationen beratend hinzuzukommen (zum Beispiel bei Suizidalität eines Gruppenmitglieds). Cinderella hat Gruppen für Betroffene, wobei geschlechtsspezifisch Gruppen für Frauen und Männer getrennt ablaufen, sowie spezielle Gruppen für Patienten nach stationärer Behandlung. An jedem ersten Freitag im Monat findet um 17.00 Uhr ein Kontakt- und Informationstreffen statt, in dem bestehenden Selbsthilfegruppen Erfahrungsaustausch ermöglicht wird und neu Hinzukommende erfahren, ob eine Selbsthilfegruppe noch jemanden aufnimmt oder wie sie selbst eine Gruppe gründen können.

Adressen von Kontaktstellen siehe Anhang S. 63.

Literatur
1. **ANAD:** Steps zur Veränderung. München 1985.
2. **Cinderella:** Wer wir sind, was wir tun, unsere Ziele. München 1985.
3. **Orbach, S.:** Antidiätbuch. Verlag Frauenoffensive, München 1978.
4. **Pfeiffer, R.:** Genesung, Einigkeit, Dienst: Handlungsprinzipien und Dienststrukturen bei der AA in ihrem entwicklungsgeschichtlichen Zusammenhang. Tübingen 1985.

Zusammenfassung der Diskussion
S. Schmidt, W. Greil

In der abschließenden Diskussion mit den Referenten betonten Prof. *Hippius* und Prof. *Lauter,* wie bedeutend eine umfassende Informiertheit der Ärzte über die Eßstörungen sei: Eine anorektische, vor allem aber eine bulimische Eßstörung könne sich auch hinter internistischen oder gynäkologischen Beschwerden verbergen, so daß ein offenes Fragen nach den oft peinlich verschwiegenen Symptomen, wie induziertes Erbrechen, Laxanzieneinnahme u. a., für den Arzt diagnostisch wegweisend und für den Patienten bereits eine Entlastung sein können.

Im Falle der Adipositas ist die Diagnostik üblicherweise nicht schwierig. Wegen der möglicherweise schwerwiegenden Folgeerkrankungen wie z. B. Herz-Kreislaufstörungen, endokrine und Stoffwechsel-Störungen müsse, so Priv.-Doz. Dr. *Richter,* das Schwergewicht auf präventive Maßnahmen gelegt werden, die im Idealfall bereits im Schulalter beginnen müßten.

Zur Häufigkeit und zur Diagnostik von Eßstörungen bei Männern stellte Priv.-Doz. Dr. *Fichter* fest, daß Eßstörungen bei Frauen etwa 12mal so häufig seien wie bei Männern. Die Symptomatik der Eßstörungen sei bei Männern und Frauen weitgehend vergleichbar; vergleichsweise häufiger wurde bei Männern eine körperliche Überaktivität beobachtet, bei der u. a. Sport in fast süchtiger Weise („exercise addicts") bis zur körperlichen Schädigung ausgeübt wird.

In der klinischen Praxis ist es oft schwierig, gerade auch angesichts der oft mangelnden Krankheitseinsicht und Therapiemotivation der Betroffenen eine klare Indikation für eine z. B. stationäre Therapie zu stellen. Priv.-Doz. Dr. *Krieg* betonte, man müsse bei der Frage der Behandlung zunächst einmal vom körperlichen Zustand ausgehen: Es gebe Patienten, bei denen eine ambulante oder auch eine stationäre psychiatrische Behandlung nicht mehr verantwortbar sei, da beispielsweise das Körpergewicht bis auf 30 kg abgesunken sei, Herzrhythmusstörungen, Elektrolytverschiebungen oder andere somatisch bedrohliche Symptome aufgetreten seien. In diesen Fällen sei primär die Einweisung in eine Intensivstation erforderlich. In diesem Zusammenhang sei auch zu bedenken, daß die Patienten oft nicht mehr geschäftsfähig seien, so daß unter Umständen auch die Einrichtung einer Behandlungspflegschaft durch das zuständige Amtsgericht sinnvoll und notwendig sein könne.

Einen breiten Raum nahmen in der Diskussion die Fragen zu körperlichen Folgeerscheinungen der Eßstörungen ein. So wies Prof. *Pirke* darauf hin, daß das Risiko einer Osteoporose (bis zu Spontanfraktu-

Zusammenfassung der Diskussion

ren!) bei den zum Teil langjährig anorektischen Patienten sehr hoch sei. Die Ursache liege in der verminderten Östrogen-Produktion. Dies gelte nicht nur für Patientinnen mit einer Anorexia nervosa, auch bei mindestens 50% der Patientinnen mit einer Bulimie entwickele sich eine Amenorrhoe. Offen sei dabei die Frage, ob eine Östrogen-Substitution hier hilfreich sei, da dadurch zwar das Risiko von Osteoporose-Komplikationen vermindert werden könne, die Folgen einer langjährigen Östrogen- oder Östrogen-/Progesteron-Substitution seien aber noch unbekannt. Nach Erreichen eines normalen Körpergewichtes (etwa ab 80–85% des Idealgewichtes) könne man hoffen, daß wieder ein normaler Zyklus sich entwickle, was allerdings keineswegs immer der Fall sei. Wegen der weitverbreiteten Anwendung von Diäten wies Prof. *Pirke* noch darauf hin, daß auch bei völlig gesunden Frauen nach einer mehrwöchigen Diät sehr häufig Zyklusstörungen auftreten, so daß offenbar nicht nur das absolute Körpergewicht, sondern auch Gewichtsschwankungen für die Entstehung von Zyklusstörungen von Bedeutung sein könnten.

Zu den computertomographischen Befunden von Hirnsubstanzminderungen („Hirnatrophien") von Patienten mit Eßstörungen betonte Priv.-Doz. Dr. *Krieg,* daß diese bei einem großen Teil der Patienten reversibel seien. Unbekannt sei aber, ob eine nach Normalisierung des Körpergewichtes und der endokrinen Funktionen fortbestehende Hirnsubstanzminderung, die also möglicherweise bereits prämorbid bestand, als biologischer Vulnerabilitätsfaktor für die Auslösung der Erkrankung angesehen werden könne.

Ebenfalls breiten Raum nahmen die Fragen zur Therapie und Prognose der Eßstörungen ein. Die bisher vorliegenden Daten zum Verlauf der Anorexia nervosa können global etwa so zusammengefaßt werden: Etwa 40% der Patienten mit Anorexia nervosa werden geheilt und 30% gebessert, bei 20% besteht die Krankheit unverändert fort und die Mortalitätsrate liegt bei ca. 10%. Priv.-Doz. Dr. *Fichter* berichtete von ersten Ergebnissen einer eigenen Verlaufsuntersuchung mit bulimischen Patienten: Nach 2 Jahren hatten 63% der Patienten keine Bulimia nervosa im Sinne der Kriterien des DSM III-R mehr; bei einem Teil dieser Patienten bestand eine leichtere Störung des Eßverhaltens fort. In Langzeitkatamnesen zur Anorexia nervosa fanden sich relativ hohe Mortalitätsraten (15–20%); auch bei Patienten mit Bulimia nervosa ist mit einem relativ chronischen Verlauf zu rechnen, doch liegen dazu bis dato wenig Ergebnisse vor.

Therapeutische Konzepte zur Behandlung der Eßstörungen müssen, so Prof. *Hippius,* versuchen, die unterschiedlichen ätiologischen Faktoren zu berücksichtigen und in der Therapie soziokulturelle, familien- und psychodynamische Aspekte zu integrieren. Priv.-Doz. Dr. *Fichter* beschrieb in diesem Zusammenhang, daß in den Familien von Patienten mit Anorexia nervosa häufig ein Anhedonismus vorliegt und daß eine Eßzentriertheit in Denken und Handeln (Diäten) in der ganzen Familie häufig sei. Häufig sei auch eine Dominanz der Mutter in den familiären Prozessen, in denen der Vater oft als emotional nicht verfügbar oder auch als real abwesend erfahren werde.

Darüber hinaus findet sich in den Familien der Patienten mit Eßstörungen oft eine feindselige und ablehnende Einstellung gegenüber dem „unverständlich" erscheinenden Verhalten der Patienten. In diesem Zusammenhang wies Frau Dipl.-Psych. *Brunner* auf die Bedeutung von Selbsthilfegruppen von Patienten mit Eßstörungen hin. Diese seien ursprünglich nach dem Modell der Selbsthilfegruppen für Alkoholiker entwickelt worden, da – bei allen gewichtigen Unterschieden zwischen den Suchterkrankungen und den Eßstörungen – doch auch Gemeinsamkeiten zu finden seien: Ähnlich wie Alkoholiker versuchten auch Patienten mit Eßstörungen oft, mit Hungern, mit bulimischen Attacken oder mit Laxanzieneinnahme ein emotionales Gleichgewicht wieder herzustellen und Gefühle der Ohnmacht und Einsamkeit zu überdecken. Hier sei ein wichtiger Ansatzpunkt für die Arbeit der Selbsthilfegruppen, in denen im Kontakt mit ebenfalls Betroffenen das subjektive Leiden erfahren werden und damit ein Ansatz zu einer eigenen Therapiemotivation entstehen könne. Auch in der Nachsorge haben nach Frau Dipl.-Psych. *Brunner* die Selbsthilfegruppen eine wichtige Bedeutung, da in ihnen ein soziales Netzwerk und damit eine wichtige Unterstützung der Patienten entstehen könne.

Frau Dr. *Colling* betonte, daß neben der Behandlung der psychischen Probleme, die dem gestörten Eßverhalten zugrundeliegen, eine Ernährungsberatung von Bedeutung sei, da trotz einer oft exzessiven Aufnahme von Nahrungsmitteln viele Betroffene nicht in der Lage seien, den Vitamin- und Mineralstoffbedarf des Körpers zu decken.

Abschließend wies Prof. *Hippius* auf die dringende Notwendigkeit einer Kooperation von Psychiatern, Internisten, Kinderärzten und Psychotherapeuten hin, um psychisch oder somatisch deletäre Verläufe zu verhindern. Wichtig sei daher, so Prof. *Lauter,* daß in jeder ärztlichen Anamnese auch die Eßgewohnheiten exploriert würden, um eine frühzeitige Diagnose der oft jahrelang verkannten Eßstörungen zu ermöglichen.

Anhang Kontaktstellen für Menschen mit Eßstörungen in der Bundesrepublik Deutschland

I. Selbsthilfe

Deutsche Arbeitsgemeinschaft
Selbsthilfegruppen
Albrecht-Achillesstraße 65,
1000 Berlin 31,
Telefon: 0 30/8 91 40 19

KISS Kontakt- und Informationsstelle für Selbsthilfegruppen
Gaußstraße 21,
2000 Hamburg 50,
Telefon: 0 40/39 57 67

KIBIS, Informationen, Beratung und Selbsthilfebereich
Bahnhofstraße 19,
2210 Itzehoe,
Telefon: 48 21/6 20 20

Overeaters Anonymous:
OA-Intergruppe
Postfach 10 62 06,
2800 Bremen

Beratungs- und Koordinationsstelle für Selbsthilfegruppen
Birkenweg 5,
2900 Oldenburg,
Telefon: 04 41/7 98 82 52

Patientenladen, Selbsthilfe-, Kommunikations- und Informationsstelle
Belkmannstraße 92,
3650 Solingen 1,
Telefon: 0 21 22/4 28 82

Kontakt- und Informationsstelle
für Selbsthilfegruppen
Bremstraße 9,
4000 Düsseldorf 1,
Telefon: 02 11/63 26 24

AOK-Gesundheitszentrum,
Gesprächskreis für Bulimie
Jägerstraße 25,
4300 Essen 1,
Telefon 02 01/2 01 15 30

Gesundheitszentrum Neustadt,
Informations-Beratungsstelle für Selbsthilfegruppen
Mellerstraße 69,
4500 Osnabrück,
Telefon: 05 41/58 90 44

Deutsche Hauptstelle gegen Suchtgefahren
Westring 2,
4700 Hamm 1,
Telefon: 0 23 81/2 52 55

BIKIS, Kontakt- und Informationsstelle für Selbsthilfegruppen e. V.
Stapenhorststraße 5,
4800 Bielefeld 1,
Telefon 05 21/12 18 02

DPWV Aachen-Kreis,
Kontakt- und Informationsstelle für Selbsthilfegruppen
Auf der Mühle 8,
5190 Stolberg,
Telefon: 0 24 02/8 10 25

Kontakt- und Informationsstelle für
Selbsthilfegruppen im Saarland
Am Reistpfühl 12 a,
6600 Saarbrücken 2

Aktionskreis Eß- und Magersucht
„Cinderella"
Westendstraße 35,
8000 München 2,
Telefon: 0 89/5 02 12 12

ANAD Selbsthilfe/
Anorexia-Bulimia nervosa e. V.
Ungererstraße 32,
8000 München 40,
Telefon: 0 89/33 38 77

II. Beratungsstellen

Kabera, Beratungsstelle für
Eßstörungen
Kölnische Straße 22,
3500 Kassel,
Telefon: 05 61/78 05 05

Drogenberatung
Bölkerstraße 14,
4000 Düsseldorf,
Telefon: 02 11/13 16 17
oder 8 99 39 00

Garather Familienwerkstatt
Martin-Luther-King-Haus,
Rostockerstraße 18,
4000 Düsseldorf

Evangelische Jugend EC-Shalom,
Eßsuchtberatung
Brüderstraße 17,
4780 Lippstadt,
Telefon: 0 29 41/7 73 71

Beratungsstelle für Alkohol-,
Eß- und Magersucht
bei der Arbeiterwohlfahrt
Böhmerstraße 11,
5800 Hagen 1,
Telefon: 0 23 31/3 81 24-5

Frankfurter Zentrum für
Eßstörungen
Lersnerstraße 14,
6000 Frankfurt 1,
Telefon: 0 69/55 01 76

VABS, Beratungsstelle für
Eßverhaltensstörungen
Lindenstraße 10,
6238 Hofheim,
Telefon: 0 61 92/70 62

Therapiezentrum für Eßstörungen
Marktstraße 15/II,
7000 Stuttgart 50,
Telefon: 07 11/56 98 56

VABS, Beratungsstelle für
Eßverhaltensstörungen
Karlstraße 2,
7990 Friedrichshafen,
Telefon: 0 75 41/2 30 75

VABS, Beratungsstelle für
Eßverhaltensstörungen
Obere Donaulände 8,
8390 Passau,
Telefon: 08 51/5 00 51

Psychosoziale Beratungsstelle
Ringstraße 19,
8480 Weiden

VABS, Beratungsstelle für
Eßverhaltensstörungen
Heinstraße 15,
8600 Bamberg,
Telefon: 09 51/2 45 30

Kreiscaritasstelle
Park 3 a,
8630 Coburg

III. Kliniken

Klinik am Corso
Am Ostcorso 4,
4970 Bad Oeynhausen

Fachklinik Altenkirchen
Heimstraße 8,
5230 Altenkirchen,
Telefon: 0 57 31/2 00 31-34
(nur Frauen)

DRK-Reha-Klinik
Lindenstraße 4,
5483 Bad Neuenahr

Internistisch-psychosomatische
Fachklinik Hochsauerland
Zum Hallenberg 28,
5948 Schmeilenberg 2,
Telefon: 0 29 74/64 11

Psychosomatische Fachklinik
Kurbrunnenstraße 12,
6702 Bad Dürkheim,
Telefon: 0 63 22/60 30

Abteilung psychoanalytische Grundlagenforschung und Familientherapie der psychosomatischen Universitätsklinik
Mönchshofstraße 15 a,
6900 Heidelberg

Psychotherapeutische Klinik
Christian-Belzer-Straße 79,
7000 Stuttgart-Sonnenberg,
Telefon: 07 11/64 40 01

Max-Planck-Institut für Psychiatrie
Kraepelinstraße 10,
8000 München 40,
Telefon: 0 89/30 62 21

Schwabinger Krankenhaus
Kölner Platz 1,
8000 München 40,
Telefon: 0 89/3 06 81 (bis 18 Jahre)

Städtisches Krankenhaus
München-Bogenhausen
Englschalkingerstraße 77,
8000 München 81

Psychosomatische Klinik Roseneck
Am Roseneck 6,
8210 Prien,
Telefon: 0 80 51/6 01-0

Psychosomatische Klinik,
Fachklinik für Verhaltenstherapie
Schützenstraße 16,
8911 Windach am Ammersee,
Telefon: 0 81 93/80 01

Klinik für psychosomatische Medizin
Sebastian-Kneipp-Allee 4,
8944 Grönenbach,
Telefon: 0 83 34/7 93 53

Autoren

Brunner, Evelyn, Dipl.-Psych., Psychosomatische Klinik Roseneck, Am Roseneck 6, W-8210 Prien

Colling, Monika, Dr. oec. troph., Institut für Ernährungswissenschaft der TU München, W-8050 Freising-Weihenstephan

Fichter, M. M., Priv.-Doz. Dr. med., Psychosomatische Klinik Roseneck, W-8210 Prien und Psychiatrische Klinik und Poliklinik der Universität München, Nußbaumstraße 7, W-8000 München 2

Greil, W., Priv.-Doz. Dr. med., Psychiatrische Klinik und Poliklinik der Universität München, Nußbaumstr. 7, W-8000 München 2

Hippius, H., Prof. Dr. med., Psychiatrische Klinik und Poliklinik der Universität München, Nußbaumstraße 7, W-8000 München 2

Krieg, J.-C., Priv.-Doz. Dr. med., Max-Planck-Institut für Psychiatrie, Kraepelinstraße 10, W-8000 München 40

Lauter, H., Prof. Dr. med., Psychiatrische Klinik und Poliklinik der TU München, Klinikum rechts der Isar, Möhlstraße 26, W-8000 München 80

Pirke, K. M., Prof. Dr. med., Max-Planck-Institut für Psychiatrie, Kraepelinstraße 10, W-8000 München 40

Richter, W. O., Priv.-Doz. Dr. med., Medizinische Klinik II der Universität München, Klinikum Großhadern, Marchioninistraße 15, W-8000 München 70

Schmidt, S., Dr. med., Psychiatrische Klinik und Poliklinik der Universität München, Nußbaumstraße 7, W-8000 München 2

Wolfram, G., Prof. Dr. med., Institut für Ernährungswissenschaft der TU München, W-8050 München-Weihenstephan

Sachverzeichnis

A
Adipositas 7f., 11ff., 59
Alles-oder-Nichts-Denken 36, 40, 54
Amenorrhoe 20, 29, 60
Antithrombin III 12, 15
Azetazetat 20, 22, 26

B
Beta-Hydroxibuttersäure 20, 22, 25f.
Bradykardie 21, 28

D
Depression 28f., 41
Diabetes mellitus 13, 16
Differentialdiagnostik 23
Diagnostische Kriterien
– der Anorexia nervosa 19f.
– der Bulimia nervosa 22
DGE-Empfehlung 45f., 48f.

E
Ehrenamtliche Mitarbeit 53ff.
Epidemiologie
– Anorexia nervosa 21
– Bulimia nervosa 23
Ernährungsberatung 37, 43, 46, 61
Ernährungsprotokoll 39, 43, 46

F
Freie Fettsäuren 20, 22, 26

G
Gallensteine 14
Gruppentherapie 35

H
HDL-Cholesterin 12, 14
Heißhungerattacken 21f., 33, 38, 45, 47, 52
Herzinsuffizienz 12
Herzrhythmusstörungen 17, 20, 59
Hypertonie 11f., 16
Hyperurikämie 14f.
Hypokaliämie 26
Hypotonie 21, 28

I
Insulinsensitivität 13

K
Körpermassenindex 11, 13, 16
Koronare Herzkrankheit 12, 16

L
Laxanzienabusus 7, 20, 22, 50

M
Machtkampf 36
Mortalität 11, 15, 28, 41, 60
Motivation des Patienten 34

N
Nephrotisches Syndrom 15
Noradrenalin 26ff.
Noradrenerges System 25f., 28f.

O
Orthotest 28
Osteoarthrose 15
Osteoporose 21, 29, 59

P

Pickwick-Syndrom 12f.
Plötzlicher Herztod 12

R

Reproduktionsfähigkeit 20, 29

S

Schwangerschaft 14
Selbsthilfegruppen 41, 51ff., 61, 63f.
– Aktionskreis Eß- und Magersucht „Cinderella" 41, 51, 55, 57, 64
– ANAD 41, 51, 55ff., 64
– OA (Overeaters anonymous) 41, 51, 55f., 63
Suizid 28, 37, 57, 60

T

Taillen-/Hüftumfangs-Verhältnis 16

Tetrajodthyronin (T_4) 20
Therapie
– allgemeine Grundlagen 33f.
– kognitive 40
– Partner-/Familientherapie 40
– Probleme in der 36f.
– -ziele 36
Triglyzeridwerte 14
Trijodthyronin (T_3) 20, 22, 26, 28

V

Very low density Lipoproteine (VLDL) 14
Vulnerabilität 21, 40, 60

Z

Zyklusstörungen 14, 22, 29, 60